关联理论下的医患会话的语言研究

肖莉　田耘　著

中国纺织出版社

图书在版编目（CIP）数据

关联理论下的医患会话的语言研究 / 肖莉，田耘著.
-- 北京：中国纺织出版社，2019.5（2022.1重印）
ISBN 978-7-5180-3709-4

Ⅰ. ①关… Ⅱ. ①肖… ②田… Ⅲ. ①医药卫生人员
－语言艺术 Ⅳ. ①R192

中国版本图书馆CIP数据核字(2017)第148796号

策划编辑： 范晓雅   **责任编辑：** 范晓雅
责任设计： 林昕瑶   **责任印制：** 储志伟

中国纺织出版社出版发行
地　　址： 北京市朝阳区百子湾东里A407号楼　　　　**邮政编码：** 100124
销售电话： 010-67004422　　　　**传真：** 010-87155801
http://www.c-textilep.com
E-mail: faxing@c-textilep.com
中国纺织出版社天猫旗舰店
官方微博http://weibo.com/2119887771
北京市金木堂数码科技有限公司印刷　　　　各地新华书店经销
2019年5月第1版　　　2022年1月第6次印刷
开　　本： 787×1092　　1/16　　**印张：** 14.25
字　　数： 226千字　　**定价：** 65.00元

凡购买本书，如有缺页、倒页、脱页，由本社图书营销中心调换

前　言

　　近年来，社会对医生以及医疗机构的抱怨接连不断，紧张的医患关系已经成为一个严重的社会问题。另外，从国际研究的视野来看，医患交际在过去的二十多年里始终是欧美学者的重要研究课题。而我国关于医患交际的研究却非常少。所以本书力图探讨发生在我国医疗机构中真实的医患交际，揭示其中的交际内容和交际方式，为全面客观地理解医患交际，改善医患关系做一些实证性的研究。

　　本书的创新之处主要体现在以下几个方面：首先，从研究方法的选择来看，会话分析作为研究人类言语交际的有效方法，自20世纪60年代被提出以来，在国际上已经得到了广泛认可。但是，在国内会话分析还没有得到足够的认识，更谈不上广泛地应用了。围绕这个研究方法，还出现了误用和滥用的现象。因此，我们希望能够通过本书把正确的会话分析研究方法介绍到国内，为该研究方法的正确使用和广泛应用打下基础。其次，从本书的实际意义来讲，医患交际的研究在欧美早已是一个为人们所普遍认同的具有学术和实用价值的课题，这样的认同在过去二十多年的时间里表现得尤其明显。而在国内，从语言学视角和社会学角度来探讨医患交际的研究还非常少，而我国的实际情况是医患关系紧张，人们抱怨"看病难，看病贵，看病气"，所以科学的医患交际研究是必要的。最后，严格按照会话分析研究对语料的要求，本书的研究素材为自然发生在医院门诊的医患交际的录音及其转写材料。在语料收集过程中，我们采用了首先录音，随后争取患者同意的方法，以求交际的真实性。在录音完成之后，我们按照盖尔·杰佛逊（Gail

Jefferson）所创的转写体系进行语料的转写，以求最大限度地反映交际的过程和内容。

本书的研究内容主要包括医患交际中忧虑表达与回应、医患双方关于医疗风险的交流、医患交际中有关生活方式的讨论、儿科病情询问的特点、第三方在病情陈述中的作用、诊疗结果的给出、病人的自我诊断以及医生的回应、医患交际中敏感话题的交流、医患双方对非适宜提问的处理，以及医患交际中的重述现象等。从研究内容看，本书覆盖了医患交际主要阶段发生的言语交际；从研究方法看，上述每项研究内容都是在充分回顾现有相关研究基础上进行的，而且严格正确地使用了会话分析的研究方法；从研究发现来看，本书全面揭示了医患交际的序列结构以及话轮设计。

作者

2018年12月

目 录
CONTENTS

第一章

关联理论下医患会话中忧虑表达的语言研究

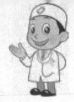

当患者去医院就诊时，医生与患者便形成了一种特殊的社会关系——医患关系。在这个交际过程中，患者的目的是寻求医疗救助，而医生的行为则是为了解决患者的问题，包括做出诊断，确定治疗方案，提出建议等。患者作为交际活动的发起方，或多或少都有些自己的忧虑。患者的忧虑可能包括患者的身体状况、治疗方法、恢复期、费用，以及就诊环境等相关的因素。在医患交际中，医生可以诱导患者表达忧虑，患者也可以主动地表达忧虑。患者对医生诱导的回应可能是积极的，也可能是消极的。医生对患者表达的忧虑的回应也不同。在本书中，我们将通过分析相关的言语序列，包括医生的诱导序列、患者的陈述序列和医生的回应序列，研究患者忧虑的表达。

此研究的研究动因如下。

首先，长期以来，医患纠纷这一社会现象有持续上升的趋势。许多学者开始关注医患关系以及医患交际，研究领域涉及医学、社会学和语言学等。有些学者指出医患的交流方式直接影响医患关系，应当予以重视并寻求改善方法。大多数现有研究都试图建立有效的交流原则和系统，但这些研究更注重理论结构而非交际本身，研究的结论因缺少事实论证而难以令人信服，其实践意义也大大降低。在本书中，为了避免主观因素的干扰，我们会从医患会话本身角度出发，用会话分析的方法研究一般的门诊会话案例。我们将特别关注在医患会话过程中患者表达忧虑的相关序列。所有的会话都收录于真实的语境，以保证研究的真实性和有效性。

其次，在门诊交际中，患者的忧虑是医生无法忽视的重要内容之一。患者在就诊前可能有很多忧虑，但他们就诊的目的可能涉及其中的一些。这些忧虑的表达构成了医患交际的主要部分。医患交际是否成功，部分取决于患者的忧虑是否得以倾诉，而且得以解决。在分析医患交际时，患者陈述忧虑的言语行为必然是重要的研究内容之一。然而，迄今为止，这方面的研究还不多见。在已有的文献中，研究者大多数时候只观察医生或患者某一方的行为。事实上，医生如何诱导患者陈述忧虑，患者如何表达忧虑，以及医生如何回应等都会直接影响整个医患交际和医疗就诊的进行。

现有研究尽管角度不同，但都是基于医患交际展开的。这些研究使我们对医患交际中忧虑的表达有了一些认识。然而这些研究也有一定的局限性。首先，到目前为止还没有关于患者表达忧虑的方式的研究。实际上，在表达忧虑的过程中，患者的陈述才是重要的组成部分。患者可以直接说出忧虑，也可以不说。患者可以主动陈述，也可以处于被动地位。通过观察分析患者的陈述，我们才会对忧虑的表达有全面的认识。其次，大多数研究都没有把医生的言语行为和患者的言语行为作为整体来分析研究。实际上，整个医患交际是医患双方共同协商的过程。因此，在研究医患交际时，除了要分析两者各自的言语行为之外，更要分析他们的言语对另一方产生的积极或消极的影响。另外，大多数研究只涉及了医患交际的内容，而没有考虑这些会话出现的场合，因此也降低了研究结果的实践性。

本章的主要内容如下：首先，医生诱导患者的问题形式有哪些？这些问题出现在什么场合和序列位置？其次，患者对不同的诱导方式会有怎样的回应？患者何时会主动表达自己的忧虑？最后，医生对患者表达的忧虑会有怎样的回应？医生的回应对整个交际行为将产生怎样的影响？我们希望通过讨论这些问题来揭示医患会话中患者表达忧虑的言语序列结构，从而增加医患的相互理解。

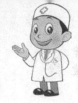

第一节 医患会话的相关研究

帕森斯（Parsons）在其理论著作*The Social System*中用了一章的篇幅阐述了医患交际的社会性。从功能性的角度出发，Parsons认为医学机构是某种系统化的机制，其目的是帮助患者恢复日常生活能力。这一研究可以被看作最早提及关于医患交际的研究。在之后的几十年，许多学者开始从事这方面的研究。

从20世纪起，医患交际的研究主要分为两个方向：过程分析和微观分析。前者认为医患交际是许多不同会话阶段的组合，这些阶段表面上相对独立于彼此，但又必然相互影响。后者则更注重医患言语序列的细节，强调观察言语序列的发展变化。这两者最大的区别在于前者强调的是整个行为过程的整体性，而不是语言的相互关联性。

一、医患交际的过程分析

医患交际过程分析认为会话的各个阶段间有着紧密联系。也就是说，这类研究大多关注于交际的不同阶段和这些阶段对整个会话的影响，并试图找出它们之间的关联性。

过程分析最先出现于科尔施（Korsch）对儿科急诊中言语交际的一系列研究中。在该研究中，作者重点分析了医生的言语行为如何影响孩子母亲的言语行为。作为患者一方，孩子的母亲通常希望能从医生那里了解多一些的信息。如若不然，她们很可能不会说出自己的忧虑。这个研究表明，如果患者对医生的言语行为不满，就会选择拒绝合作，医患间的交际便无法顺利进行。

还有一些学者试图发现医患交际的一般模式。比如，*Doctors Talking to Patients*的作者分析了医学实践中的各种阶段，并详细地阐述了医生的行为特点。我们可以通过与具有普遍性的医生行为模式进行比较，来判断具体门诊交际中的医生行为。与之前研究不同的是，在该研究中，医患交际第一次被认为是相互协商的过程，尽管文中并没有具体阐述他们是如何协商以及如何推进交际发展的。

罗特·霍尔（Roter&Hall）也从过程分析的角度开展了研究。他们分析了交际范例的原型、改善方法、个体行为、信息交换和患者的满意度等内容。通过观察医患交际的过程，他们提出了一些改善医患交际的原则和建议。

我们不难发现，在过程分析中，整个交际被认为是一个完整的过程，尽管各个领域的研究目的不同。某些研究是为了对特定的群体及其会话进行分析（如医生与生病的孩子之间的会话），而有些研究则偏重于讨论医患交际的一般形式和规律。所有这些研究都为其他研究者提供了新的视角和研究方向。

二、医患交际的微观分析

微观分析强调医患交际，特别是医患会话的细节。大多数用会话分析方法分析医患交际的研究都属于微观研究。尽管有时这类研究也反映了医患交际的整体性，但他们更倾向于关注话语间的联系，而非交际过程间的联系。例如，在分析医生询问病史的言语序列时，此类研究更关注言语的形式和内容，而不是这个过程对最后诊断结论的影响。

米什勒（Mishler）编著的*The Discourse of Medicine*就属于对医患交际的微观分析。在该研究中，Mishler试图弄清楚医患交流是否有一般模式。如果有，除一般模式外，是否还有一些可识别的变体。作者的研究集中于医患交际的某些特定内容并对其做了比较。Mishler认为医生的主要言语活动包括三项：发起特定的话题、推进会话的发展和控制患者的回应。而患者在这个交际过程中则处于被动地位。

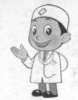

Communication in Medical Care是研究医患会话的一部论文集，是对医患交际微观研究的代表性著作。在该书中，编者详尽地收集了从不同视角分析医患会话的论文。这些论文涉及了医患交际过程中的各个阶段。通过运用会话分析的方法，隐藏在交际中的言语序列被逐一揭示出来。同时医患双方的合作或对立关系也在分析其言语序列的过程中变得明晰。另外，书中收录的大多数论文都是从医患双方的角度进行讨论的，强调了医患双方在交际中的共同作用。

这些研究表明，学者们已对医患关系进行了大量的系统研究，同时也得出了一些有价值的结论。通过回顾这些研究，我们了解了医患交际的不同阶段，同时也熟悉了自然发生的医患交际的真实情景。这些研究及其结论表明了这项研究的实践意义和可行性。然而，迄今为止，有关序列发展的研究并不多见。尽管一些研究也是以医患会话作为研究对象，但有关言语序列组织和相互作用的研究并不多见。在本章中，我们试图仅从表达忧虑的序列结构出发，观察医患双方的会话发展，从而了解其言语的相互作用。任何社会因素、功能因素和语境因素等都不在我们的考察范围内。

第二节 关于忧虑的多角度研究

一、患者忧虑表述的会话分析研究

在医患交际的研究中，患者的忧虑表述通常是主要的研究对象。特别是在考量患者的满意度时，患者的忧虑和需要更是分析的重点。在过去的几十年，国内外已有一些学者用会话分析的方法研究了患者的忧虑表述。实际上，在最初关于医患交际的会话分析研究中，患者的忧虑就是研究的中心。

Korsch是最早研究医患交际的学者之一。在他早期的研究中，作者指出医患交际的过程实际上是医生处理患者及其家属忧虑的过程。该研究表明，大多数的患者和家属希望医生可以提供足够的治疗信息，否则他们很可能拒绝说出忧虑。这也表明了他们不愿合作的态度，这样的交际过程显然是不成功的。作者指出，患者及其家属是否能成功表达忧虑会直接影响整个交际行为。另外，Mishler的研究也指出，医生对患者忧虑的回应反映了双方的不同身份和交际需要。一般而言，医生询问患者的忧虑是为了评估患者的生理状况以确定治疗措施，而患者则是为了表达个人最为担心的问题。该研究还表明，有时，在患者表达忧虑的过程中，医生会打断其言语序列，也就是说医生会有意识地压制患者的忧虑表达。

《诱导患者表达忧虑》和《医生对患者忧虑的回应》是近期针对患者忧虑表述的两个重要研究。在《诱导患者表达忧虑》一文中，作者分析了两个常见的诱导患者表达忧虑的问题形式。同时，作者根据三种看病原因分析了问题形式，包括初诊、复诊和慢性疾病的治疗。作者认为，医生提问形式的选择取决于具体的就诊过程，该选择也反映了医生对患者就诊原因的认知。而医生的诱导行为是否实现，主要取决于患者的回应。作者虽然在分析序列时提到了患者回应的内容，但并没有明确区分不同的回应类别。而在《医生对患者忧虑的回应》中，作者则重点讨论了医生如何回应患者的忧虑。作者把医生的回应行为分成了移情行为和协作行为。作者认为在大多数的情况下，医生会选用协作行为而非移情行为回应患者。与之前研究不同的是，这一研究是从患者的角度出发来看待医生的言语行为。这样，患者的表达和医生态度都得到了很好的说明。该研究的不足之处在于对双方会话的分析不够具体，言语序列没有得到充分讨论。

到目前为止，对患者表达忧虑的会话分析研究仍有许多不足。首先，尚没有关于患者表达忧虑方式的研究。实际上，在忧虑表达的过程中，患者的陈述是重要的组成部分。在门诊交际中，患者可能主动陈述，也可能处于被

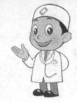

动地位。通过分析患者的陈述，我们才会对忧虑的表达有全面认识。其次，整个医患会话是双方共同协商相互影响的过程，但多数研究没有把医生的言语行为和患者的言语行为作为整体分析。另外，多数研究没有考虑分析某些言语序列出现的特定场合，降低了研究结果的实践性。

二、患者忧虑的医学研究

自20世纪中叶以来，越来越多的医学研究人员开始期望改善医患关系。许多医学工作者意识到医患双方是否能很好地合作对诊疗结果有很大的影响。有学者提出，是否能获悉患者的忧虑和期望，对增加医患双方的相互理解有很大的帮助。于是，一些医学工作者便开始有意识地关注患者的忧虑，并试图发现可能存在的规律。研究表明，患有同类疾病的患者很可能也有着相同的忧虑。了解这些忧虑可以使医患的交际过程更有效。当然，患者也可能有些个人的特殊忧虑，了解这些忧虑则有助于医生理解患者的不同需求。

在这些研究中，一类研究旨在发现患者针对某种特定疾病产生的忧虑。这类研究旨在通过观察在类似的疾病治疗中的医患交际来发现因某种疾病而引起的常见忧虑。例如，致力于研究患有不治之症的患者的忧虑，如艾滋病患者、系统性红斑狼疮患者、癌症患者等。

另一些研究则针对患者共有的特征分析他们的忧虑。这些特征包括不同的种族、区域、年龄、社会阶级、文化背景等。这些区别特征或多或少地影响患者可能持有的忧虑和他们表达忧虑的方式。这类研究还可能涉及跨文化研究，即通过研究两个有文化差异的患者的忧虑，找到产生这些忧虑的一般规律。一般而言，在不同的文化领域中，或多或少都会有受特定文化影响而产生的忧虑。大多数此类研究属于定量研究，因此需要收集大量的真实的医患会话材料。

患者的忧虑既可能是因某些客观因素（如患者的身体状况、医院的治疗条件等）引起，也可能是由患者的精神因素引发。对于精神因素引发的忧虑，许多学者也给予了关注。特别是对那些患有重病的患者，是否能解决他们精神方面的忧虑会直接影响治疗效果。这些精神的忧虑包括他们对自己的封闭、对未来的绝望、对生活的否定等。然而一些研究结果显示，尽管大多数医生和患者都认为解决精神忧虑是有必要的，但由于受到各种因素的制约，这项工作并没有引起医疗机构的足够重视。

2010年以后，医务工作者已意识到了解并解决患者忧虑是改善医患关系的重要途径之一。与会话分析不同，医学领域对患者忧虑的研究更注重总结归纳可能存在的各种忧虑，以及引起这些忧虑的原因。这类研究大多围绕某个或某几个特定因素展开分析，得出的结果具有一定的普遍性。然而，这类研究也存在一些缺陷。例如，影响患者忧虑的因素通常不是单一的，另外，患者的个性和特定情景也可能影响患者的忧虑，这些都会影响研究结论的正确性。

三、患者忧虑的社会学研究

除研究患者的忧虑外，一些社会学家还研究了在患者存在的场合中，如家庭、社区等，其他成员的忧虑。研究表明，社会成员是否因患者的存在产生忧虑在一定程度上反映了他们与患者的亲密程度。通常而言，与患者关系越近的人产生忧虑的可能性也越大，他们的行为对患者的影响也越大。在这类研究中，学者对可能存在的忧虑进行归类，并试图找到应对的一般方法。

社会学认为家庭是一个较为特殊的社会系统，各家庭成员间有着紧密的联系。这种联系使得家庭中的个体会无意识地关注其他家庭成员的情况。当某个家庭成员生病时，其他成员必然会产生一定的忧虑。这些忧虑是否对患者的恢复产生影响，是否可以通过某些途径解决等，都是社会学家的研究内容。

有些学者专门研究了患者配偶在患者生病期间的忧虑。研究表明，患者配偶的忧虑主要包括对患者病情的担忧、对其恢复情况的担忧，以及患者生病对家庭影响的担忧等。其中对家庭影响的担忧又包括了花销的增加、生活重心的转移、责任的重新分配等。

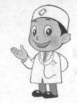
Nancy和Colette系统研究了配偶在患者得了冠状血管疾病术后六周内的忧虑的变化。分析表明，在此期间患者配偶的忧虑在每一周都有明显变化。这些变化包括了忧虑的内容、表达行为和表达程度等。这一结论不仅表明配偶对患者手术的适应过程，也反映了患者手术后恢复期的规律。该研究还表明，对患者配偶的忧虑进行研究，可以更好地帮助患者的家庭成员适应现状，为患者提供良好的恢复环境。

另一类研究家庭成员忧虑的对象是孩子的母亲。一般而言，当孩子生病时，母亲的担忧要大于父亲，其表现形式和内容也很多。母亲的忧虑不仅与自身文化素质和性格等因素有关，也与孩子所得疾病的严重程度有密切的关系。这类研究经常针对某种特定疾病，分析患者母亲的担忧。例如，在对曾患有特定性言语障碍的青少年的母亲的忧虑的研究中，研究者发现，这类患者的母亲都会存在某些共同的忧虑，其中最常见的是对孩子未来发展的担忧。这些担忧的产生与社会因素、母亲的受教育程度和孩子所处的环境等有一定关系。有趣的是，大多数母亲不存在对孩子言语能力的担忧。

上述研究表明，当患者生病时，除了他们自己会有忧虑，他们的家人也可能有这样或那样的忧虑。目前已有的研究大多都是关于社会成员对患者的担忧，但其中的社会因素并没有得到具体分析。事实上，不同的文化背景、身份地位、教育背景等因素都会影响患者及其家人的忧虑。这些内容都可以成为忧虑的社会学研究的进一步方向。

四、忧虑的定义

在我们继续研究之前，有必要明确定义本书的研究对象——患者的忧虑。正如之前所言，迄今为止，已经有许多学者对"忧虑"进行了研究。然而在这些研究中，"忧虑"所指的内容却不完全相同。一些学者把"忧虑"定义为对未知危险的担忧。如霍奇森和卡特勒（Hodgson和Cutler）在2016年的一项研究中详细分析了有阿尔兹海默症家族史的人在不同阶段对自己身体状况的担忧。也有学者认为"忧虑"是参与者对自身状况以及其他相关情境的认识。如有学者研究了在中西方文化背景中，患者对待疾病的不同想法和处理方式。还有学者认为"忧虑"反映了参与者所感兴趣的特定内容。研究人员认为，在某些场景中，一类群体可能对某些事物及其发展特别关注。例如，学生的家长会比较注重学校的教学质量、学生的安全、学校的管理方式，以及学生今后的发展等问题。这些都是家长"忧虑"的对象。

在本章中，我们的研究对象是患者的忧虑。我们认为，患者的忧虑具有以下几项一般特征：①与门诊交际过程有关；②患者自己的某种认识或感觉；③患者觉得不安、焦虑、困窘或恐惧；④希望通过某些方式得到解决，即使有时并没有表达。其中，前两个特征强调了其存在性，而后两个则突出了忧虑的产生是主观意识行为。由于医患的交际过程比较复杂，患者可能产生各种各样的忧虑。这些忧虑不仅包括对患者身体状况的担忧（如目前的疾病、患病症状、不适的状态等），也包括对其他各类的社会因素（如经济来源、就医设施等）的考虑。这些忧虑既是患者关注的内容，也是他们期望得以解决的问题。在医患交际过程中，了解并认真对待患者的忧虑是十分必要的。

第三节　患者的忧虑表达研究

当患者去医院就诊时，他们多少会有自己的忧虑。医生应对并解决患者忧虑是医患交际的重要部分之一。通常，患者可以有很多忧虑，这些忧虑可能涉及生活的方方面面。其中，有一些忧虑是患者希望由医生来解决的。那么，患者在会话过程中是否表达了他们的忧虑，这些忧虑又是怎样被表达的呢？这里，我们将首先分析医生促使患者表达忧虑的诱导序列，然后观察

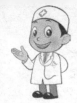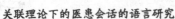

患者陈述忧虑的不同表达方式。这里要指出的是，医生的诱导序列和患者的陈述序列可以被看作"问题—回答"的相邻对结构，虽然在实际的医患会话中，它们很可能不是在相邻的位置出现。

一、忧虑表述的诱导：开放式和闭合式问题

在真实的门诊交际中，医生可以在会话的任何阶段诱导患者陈述忧虑。当医生说出诱导患者表述忧虑的问题时，他们的言语事实上已形成了相邻对序列的第一部分，即相邻对的前件。无疑，医生的诱导在理论上需要一个相应的回应来构成一个完整的序列结构。也就是说，理想的序列结构应该是患者配合医生的提问来表述自己的忧虑，虽然事实上并非如此。总之，研究医生发出的诱导对于了解患者的忧虑表述是必要的，因为医生的诱导可以有不同的形式，而不同形式或不同设计的诱导会对患者忧虑表述的形式和内容产生影响。正如Fisher所言，医生的诱导话语直接关系着患者对问题的描述方式。这个过程又有可能产生不同的交际结果。

一般而言，医生的诱导话语和患者的回应话语属于"提问—回答"类的相邻对类型。医生的诱导话语总的来说分为两大类：开放式问题和闭合式问题。

所谓开放式问题，是指问题呈是非结构，也就是说答案形式没有受到问题的约束。此类问题可以涉及内容、时间、地点、方式、原因等诸多方面。开放性问题一般不表达提问者的主观意向。对于开放式问题，回应者可以表达任何相关内容。而闭合式问题指由提问者设定的结构式问题，其答案形式大多受到问题形式的制约。例如，多项选择问题和"是/否"问题都属于闭合式问题。对于闭合式问题，回应者的回答受到了一定程度的限制。有时回应者会因问题的限制而无法表达自己真实的想法。

当医生诱导患者陈述病情时，开放式问题和闭合式问题都可以起到诱导患者表述忧虑的目的，虽然这两种问题产生的交际效果不尽相同。一般而言，闭合式的问题反映了医生在整个交际过程中的主动地位，而开放式的问题则赋予了患者更多的权利和空间去表达他们真实的想法。有些学者认为使用开放式问题更有利于诱导患者陈述忧虑。然而，这只是一种理想化的口号，并非真正的门诊交际。在门诊交际中，医生会根据交际的需要（包括医生对患者病情的了解、医生对患者需求的判断、就诊时间的限制等）选择不同的问题形式。

（一）诱导患者忧虑表述的开放式问题

在医患交际中，医生可以使用开放式问题诱导患者表述忧虑。使用开放式问题一方面说明医生认为患者有表达忧虑的需要，另一方面也说明医生对患者的情况了解甚少。常见的此类问题有"你怎么了？""哪里不好呢？""有什么问题吗？"等。通过使用开放式的问题，医生可以促使患者详细地说明他们的忧虑，从而能更全面地掌握患者的病情和需要，对最后的诊断结论和治疗方案做出更好的判断。对于开放式问题，患者大多数会直接回应，并说出忧虑的内容，尽管有时也有例外。下面，让我们看几个医生使用开放式问题诱导患者表述忧虑的例子。

例1：

01医生：怎么啦，老人家？

02患者：哎呀呀，一年半啦。

03医生：一年半怎么啦？

04患者：就是子宫出血嘛。

05医生：子宫出血啊？

06患者：噢。

07医生：出血一年半为什么不看呀？

08患者：看来着。

09家属：看了好几个医院了。

10医生：呀，子宫出血一年半了，也不治啊？

11患者：治了，就是一直治也好不了么。

在例1中，在第1行医生用开放式问题询问患者的忧虑，这个话轮可以被看作"提问—回答"相邻对序列的前件。医生在设计这个话轮的时候选择了"老人家"来称呼患者，这个称呼语的选择在一定程度上表示了医生对这位年长患者的尊重，这个词汇选择有利于患者的忧虑表述。面对医生的开放式提问和恰当的称呼语的使用，患者在第2行首先发出了"哎呀呀"，这个表达在一定程度上透露出患者所受疾病之苦，进而说出自己生病已经有一年半。但是患者并没有清楚地告知医生自己究竟得了什么疾病，于是在第3行医生明确询问患者"一年半怎么啦？"这时患者才明白告知医生自己所患的疾病。在其后的序列中，我们看到在第5行医生重复了患者的这个忧虑，并得到了患者的确认。从这个序列来看，医生的开放式提问（第1行和第3行）为患者表述忧虑提供了开放的空间，这样的话轮设计在一定程度上鼓励了患者详尽地表述忧虑。从这个序列的发展来看，医生的话轮设计是成功的，因为她的提问得到了患者的配合和回应。

上面这个例子中，医生在会话伊始便用开放式问题询问了患者的忧虑。在门诊交际中，这是一种很常见的现象。通常来说，由于医生对初次就诊的患者了解较少，使用开放式问题可以使医生更快地获取相关信息，从而更好地了解患者的就诊目的。当然，在会话的进展过程中，医生也可以使用开放式问题诱导患者进一步表述忧虑。一般而言，这样的诱导常常会针对某些特定就诊环节（如询问患者对诊断结果、治疗方案等的意见）。

例2：

01医生：人家山大一院不是看了吗？

02他就没有说让你考虑把这个切了？

03（停顿1.2秒）

04患者：哎呀——

05家属：考虑来着。

06患者：考虑来着。

07家属：人家让切，她不切嘛。

08医生：你为什么不切呢?

09患者：我说这么大的年纪了。

10医生：你看你切了就好了嘛。

11何必麻烦呢，切了其实对你好。

12（停顿1.8秒）

13医生：还不用这零零落落，今天考虑它变性了，

14明天，这么大岁数怕什么，

15你身体还挺好的嘛。

16患者：我，我……

17医生：做了咱们什么事都没了。

18患者：我，我，我说这么大年纪了，就不想做了。

在这个例子中，医生就治疗的方案与患者讨论。显然，在之前的会话中，医生对患者的病情已经有所了解。在此，首先在第1～2行医生询问了患者对子宫切除这种治疗方案的意见。在医生的询问后，出现了1.2秒的话轮间沉默，这个沉默的出现在一定意义上说明了患者对于子宫切除的抵抗或不接受。随后，在第4行，患者使用了感叹表达"哎呀"而且拖长了音调，这更是说明子宫切除给患者造成的压力和忧虑。患者家属在第5行明确对医生的询问进行了回应，进而又在第7行说明了患者对治疗方案的抵触和否定。于是，在第8行我们看到医生才用开放式问题来诱导患者说出拒绝治疗方案的原因，或者说医生的开放式提问为患者表述顾虑提供了一个空间和契机。对于这个开放式的诱导，患者在下一个话轮中做出了正面积极的回应，即患者因为自己的年龄太大因而不想采取这个治疗方案。需要注意的是，尽管在其后的言语序列中，医生一直试图说明患者不需要有这种顾虑，但在此话题结束时，患者仍然重申了她的顾虑（第18行）。

另外，我们发现医生也会在会话结束时用开放式问题诱导患者的忧虑。

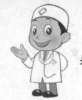

有趣的是，这些诱导序列表面上看是为了了解患者更多的忧虑，实际上却起到了结束会话的作用。通常，若患者的忧虑已被双方讨论或解决，医生最后的这个开放式问题会被认为是发起结束的序列，当患者接受了这个发起，会话过程就会结束。但是在个别情况中，也可能出现患者继续表达忧虑的情况。当这种情况发生时，会话将继续进行。

例3：

01医生：那咱们就说好明天早上了哈。

02患者：嗯，行。输三天哈。

03医生：嗯。

04患者：这个不用忌口哇？

05医生：不用，过来就行。

06患者：嗯。

07医生：还有啥其他要问的吗？没了明天过来就行。

08患者：嗯。

在例3中，在第1行医生重复了患者接受治疗的时间，医生通过这个话轮实际上发起了会话的结束前序列，可以看作结束前序列的前件。面对这个结束前序列的前件，患者做出了恰当的后件，即"嗯，行。输三天哈"。对此，医生做出了简单的回应。一般来讲，之后很可能会出现结束序列，即交际双方道别。而在我们的例子中，在第4行患者主动表达了自己对于治疗禁忌的忧虑，即输液期间是否需要忌口，并被医生否认。至此，医患的交际过程已接近尾声。最后，在第7行医生再次进行了开放式的提问，而且再次做出了结束前序列的前件。

从上面的例子我们可以看出，开放式问题是医生诱导患者表达忧虑的常见形式。这类问题尤其在会话伊始时更为常见。在会话的过程中和结束时，医生也可以是用开放式问题实现某种交际目的。由于开放式问题对于患者的答案没有限制，患者可以任意地表达自己的想法。这有利于医生对患者有更正确的认识。但同时，患者的答案也可能不是医生所期待的，或者不能完全满足医生诱导的需要。在这种情况中，医生可以通过其他的方法，如重复或修复之前的诱导序列，重新对患者的忧虑进行诱导。

（二）诱导患者忧虑表述的闭合式问题

闭合式问题是另一种诱导患者表述忧虑的问题形式。通过使用闭合式问题，医生询问患者是否存在某种忧虑，以此达到获悉患者特定忧虑的目的。在闭合式问题中，医生的言语和话轮设计在一定程度上限制了患者的回答，患者的回应只能围绕医生设定的内容进行。一般而言，医生会根据患者的实际情况，选择与医患的疾病有关的忧虑进行询问，这样，医患交际的时间得到了缩减。但是，这样做也可能压抑了患者表达忧虑的愿望，不能充分实现患者就诊的目的。

例4：

01医生：最近睡眠没什么问题了吧?

02患者：那个，有时候也还是失眠了嘛。

03医生：还是失眠了哈。

04患者：哦。

05医生：嗯，那睡不着的时候还心悸呀什么的不了?

06患者：那个倒是不明显了。

07医生：不明显了?

08患者：嗯。

09医生：还有你上次说的那个恶心了啥的，没事了吧?

10患者：嗯，那个倒是没事了。估计就是那会儿没吃好了是咋的。

11医生：是吧?

12患者：哦。

13医生：行，咱们先来量个血压吧，量了血压再说。

在上面的交流中，医生分别在第1、5和9行使用了三个闭合式问题诱导

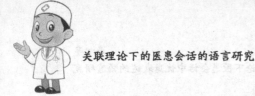

患者表达具体的忧虑。面对第1行医生的闭合式提问，患者给出了一个模糊的回答。因为在第1行医生的问题非常绝对，也就是说医生认为患者的睡眠问题经过治疗已经彻底痊愈了。对此，患者没有完全认同或结盟，患者拖长了音节的"那个"，已经透露出自己对于医生所提问题的非优先关系，而且患者放弃了由"那个"所引导的话轮，重新开始了一个话轮，并且在该话轮内说明自己偶尔还会失眠，也就是说自己的睡眠问题并没有完全治愈。随后，医生在第3行对此进行了确认。接着，在第5行医生再一次使用了闭合式提问来针对患者的睡眠问题提问，寻求患者具体的忧虑，对此，患者给出了具有优先结构的回应。接着，在第9行医生继续使用闭合式提问来寻求患者的特定忧虑，这一次患者的回应更是清晰明了，且与医生的期望完全吻合。可以看出，对于闭合式问题，患者的表达是简单明了。医生只是通过这种诱导了解患者是否还存在某些特定的忧虑，这些忧虑往往是由医生设定的而不是被患者提出来的。当医生获悉了他们所需的信息后，他们便放弃了对忧虑的询问，开始其他的交际行为。

显然，这个例子中患者并不是第一次就诊。从医生的第一个诱导序列我们就可以看出，医生对于患者的身体状况有一定的了解。医生接下来的几个诱导序列也印证了这一点。事实上，在复诊的医患交际过程中，医生常用闭合式的问题诱导患者的陈述。当然这并不意味着闭合式的问题只能出现在复诊中，在初诊中，医生也会使用闭合式问题诱导患者陈述忧虑。此时，闭合式问题常常出现在整个医患交际的后半部分或结尾处。

例5：

01医生：你这个完了以后再输上几天的液，恢复得比较快。

02患者：还要输液？

03医生：噢，得输呢。

04患者：嗯，我可不可以不在咱们这儿输了啊？

05医生：啊？咋啦？那你去哪儿输呀？

06患者：我想在我们家那儿有个社区门诊呢，我想在那儿输呢。

07医生：咋啦？

08患者：回去输也可以吧？

09医生：为啥要回去输呢？你是怕这儿的药贵了，还是咋了？

10患者：那倒也不是。

11医生：那是为啥呢？这儿离你家也不远，是吧？

12患者：噢，倒是不远。

13医生：那就在这儿输吧，多方便，你说呢？

14（停顿2.0秒）

15医生：你是不是怕给你多开药了，还是咋的？

16患者：那倒不是。

17医生：你放心哈，咱们不会的。咱们这儿都是用多少开多少。

18患者：嗯，我是说要是在这儿输液的话，是不是还要交床费呀？

19医生：你要是在大厅里输的话就不用吧，要是家里的话要收。

20患者：在大厅里不用？

21医生：噢，在大厅里不花钱。就在这儿输吧。

22患者：噢，那，那就这儿输吧。

23医生：那就先给你开三天的哈。明天做完了后天就开始输。

24患者：嗯，行。

在这个例子中，在第1行医生建议患者采用输液的治疗方式，但没有得到患者的积极响应，因为在第2行患者对医生的治疗建议进行了质疑。这样的质疑有可能是由于患者认为自己所患的疾病还没有严重到输液的地步，因为我国的医疗机构和医生通常会频繁地给患者进行输液治疗。对于患者的质疑，医生在第3行毫不犹豫地给予了回应和反驳，并重复了输液治疗的建议。随后，在第4行患者首先给予了简单反馈"嗯"，进而又提出希望改变治疗地点。对此，医生首先表示不理解和惊讶"啊？"，然后又做出了开放式询问

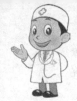

"咋啦",接着又询问患者希望在哪里输液。对于这个询问,患者没有给出有效的回应,只是给出了输液的地点。在接下来的言语序列中,我们看到在第9、11和15行医生分别提出了三个闭合式问题。这些询问的目的都是找出引起患者的忧虑。但对于医生的这些诱导,患者都予以了否定。直到第18行,患者才通过提问表达了自己的顾虑。从结构上看,这些医生的诱导和患者的回应都是一一对应的,构成了三组"序列对"结构。

二、患者的忧虑表述

上面我们讨论了医生诱导患者陈述忧虑的问题形式。实际上,医生的诱导序列常常会影响患者忧虑的表达。对于开放式问题和闭合式问题,患者的表达有着各自的特征。另外,在医生没有诱导患者表达忧虑的交际过程中,患者也可能主动地表达忧虑。

(一)患者对开放式问题的回应

通过对例1和例2的分析我们发现,对于开放式的诱导问题,患者的回应大多是直接的。也就是说医生的诱导和患者的陈述常常紧密相连,在序列结构上构成"相邻对"结构。另外,由于开放式问题没有具体限定回应的内容和形式,对于此类诱导问题,患者的表达较为充分,内容也较为丰富。

然而,在实际的交际中,开放式问题并不总是能成功地诱导患者表述忧虑。出现这种情况也是由开放式问题的随意性决定的。事实上,患者的回应不仅仅与之前话轮的形式有关,也与患者对之前话轮的理解有关。有时候,患者可能会误解医生的开放式诱导问题。这种情况中,医生尽管发起了相邻对序列的前件,而患者却没有立即回应,也就是说相邻对的后件暂时缺失。患者最终是否对医生的诱导做出回应则要看具体交际过程中的序列发展。

例6:

01患者:那个,那个张大夫在不在?

02医生:啊,嗯,你咋啦?

03患者:张大夫,是吧。

04医生：嗯，你有啥事儿？

05患者：哦，那个，我是那个，邮电的那个小李让过来的嘛。

06医生：噢，你咋啦？

07患者：我那个，我是那啥，一年前吧，我就，

08那个肚子就疼得不行嘛，在其他医院人家看了看。

09看了看说是胆囊炎，完了开了点药么。

10然后吃了就不疼啦。

11医生：嗯。

12患者：结果上个月就又疼开啦，而且还恶心，

13就又去了个医院，做了个B超，说是有胆结石呢。

14人家医生说是让做手术，我那会儿不想做，

15说是先吃药吧。结果前天就又疼开了，

16疼得不行，吐得哇哇的。

17医生：嗯。

18患者：我说不行就做了手术取了它吧。

19你说这是得做手术了吧，不做手术不行吧？

15医生：噢，你要是有结石了就得手术了嘛。

16患者：噢。

17医生：你那个B超让我看看，咱们看了再说。

在这个例子中，在会话伊始的第2行医生就提了一个开放式问题"你咋啦？"对于这个开放式问题，患者没有做出相应的回答，因为患者还没有确认医生的身份，于是患者进一步确认与他交流的医生是否是他要寻找的张大夫。这里，我们可以把患者的身份确认系列看作一个前序列，因为身份确认是随后医患交际的前提和基础。医生尽管已经在第2行进行了身份确认，但面对患者的再次确认，在第4行医生还是对患者的身份确认给予了积极回应，并且再次利用开放式提问来引导患者表述忧虑。有趣的是患者还是没有表述自

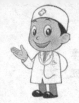

己的忧虑，而是介绍了自己是由某个朋友引荐来的，以此来拉近与医生的距离，以期待获得某种待遇。直到自己的"特殊"身份得以建立，患者才在第6行开始表述自己的忧虑。

在个别的医患交际过程中，患者会因自己的某些原因拒绝回应开放式的诱导问题，也就是说，患者不愿与医生配合说出自己的忧虑。这种情况虽然不多见，但足以说明对于开放式的问题，患者的回应并非总是积极的。

例7：

01患者：这个吃点药也能好吧？

02医生：为啥要吃药呢？输液多好呀，见效也快。

03患者：我不想输液，要不开点药吃吧。

04医生：为啥不想输液啊？

05（停顿2.0秒）

06医生：吃药还不知道要到啥时候好呢，你说呢，输液有什么不好啊？

07（停顿2.2秒）

08医生：听我的，就输液吧，一下就好了，是吧。

09患者：哦，不能只吃点药哈。

10医生：最好还是输液，输液好得快，吃药你一下子好不了，多难受啊。

在这个例子的第1行，患者通过提议其他治疗方法，间接地否定了医生提出的治疗建议。不管患者的提议是否有依据，这样的做法还是在一定程度上威胁到医生的医学权威。对此，医生利用开放式问题直接询问患者否定医生治疗方案的原因，而且在问题后还为自己的治疗建议给予了理由。但是，患者在第3行的话轮并没有成功地提供一个具有说服力的忧虑。于是在第4行医生继续利用开放式的问题来诱导患者表述自己的忧虑。面对医生的再次询问，患者没有做出回应，而是出现了2秒的话轮间沉默。这样的沉默具有相当的交际意义。随后在第6行医生说明了患者提出的治疗建议的缺点，并且继续询问患者自己提出的治疗建议有什么不足之处。面对如此直接强劲的问题，患者还是选择保持沉默，有2.2秒的沉默。面对患者的消极反应，医生再一次在第8行对患者进行说服。在第9行患者首先通过"哦"承认了医生所提建议的合理性，然后还是利用否定的表达方式提出了自己所选治疗方案的不可行。这个例子说明医生的诱导有时也有不成功的可能。

（二）患者对闭合式问题的回应

在复诊中，闭合式问题被认为是诱导患者忧虑的有效方式。另外，若患者在交际中不能很好地表达忧虑，闭合式问题也有利于医生更有效地获悉患者的特定忧虑。对于闭合式问题，患者的回应形式常常为"是/不是"或"是/不是+问题的部分重复"。若在医生的问题中有某些可选项时，患者也可能直接选择较符合自己的一项作为对医生诱导的回应。

例8：

01医生：不太大，还不到50天。

02患者：不到50天哈。

03医生：噢，也就是个40来天。

04患者：噢。

05医生：你这个简单。这么小，一下下就没啦。

06患者：噢。

07医生：你明天早上过来。我给你开点消炎的药，

08你一会儿拿上了，明天带上。

09患者：现在就开了？

10医生：噢，开上吧。开上你明天就方便啦。

11患者：那个，我再想一下，行吧？

12医生：想啥了还？反正是要做了吗，是吧。

13（停顿2.4秒）

14医生：是咋了？不想在我们这儿做？

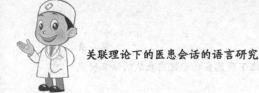

15患者：也不是呢。

16医生：噢，那是咋啦，舍不得啦？

17患者：不是。

18医生：那是咋啦，不想做了？

19患者：嗯，这个过上几天做也行吧。

20医生：那肯定是越早越好。你这么小做了倒没事了，

21干吗要等大了再做。

21患者：噢。

　　在这个例子中，医生和患者在讨论人工流产的问题。当患者在表示要考虑一下治疗方案时，医生立即询问了患者是否存在某种忧虑，并且力图说服患者接受自己的治疗方案。面对医生的开放式问题，患者并没有做出回应，也就是说没有提供"提问—回答"这类相邻对的后件，而是出现了2.4秒的话轮间沉默。接下来，在第14、16、18行医生又分别提出了三个闭合式问题。医生的这些问题假设了患者可能存在的忧虑。对于医生的诱导，在第15行和第17行患者分别给予了简单的回应，并否定了医生的假设。通过对这个例子的分析，我们发现，对于闭合式的诱导问题，患者的反应可能会是消极的。这反映了医生的判断与患者的需要可能存在不一致。

　　对于闭合式问题，患者的回应可以超越对医生诱导内容的肯定或否定。在回应序列中，患者有可能对其忧虑进行详细的说明，也可能补充说明其他的忧虑。通常，这类表达与医生之前的诱导序列联系较小。这类言语序列在结构上不是优先结构，但却是对医生诱导的积极回应。

　　例9：

01医生：最近恢复得咋样啊？

02患者：还行吧，就是一直服药呢，也没断过。

03医生：哦。

04（停顿1.2秒）

05医生：各项检查也正常。

06患者：正常的了哈。

07医生：你上……

08医生：嗯，正常的。（停顿0.8秒）你上次说是睡眠也不好？

09患者：嗯，总是睡不踏实。而且睡起来感觉也不好，睡醒了就和没睡一样。

10医生：是，这么严重了？

11患者：嗯。

在这个例子中，当医生给患者做完检查后，在第8行询问患者是否还存在之前就诊对表述的忧虑，即患者的睡眠不好。这是一个闭合式的问题。对于这个问题，患者在接下来的话轮中首先表示这个顾虑仍然存在，即"嗯，总是睡不踏实"，然后患者又进一步说明了自己睡不好的具体表现。这些内容是患者对自己忧虑的补充说明。

（三）患者主动表述忧虑

在之前的分析中，我们讨论了患者对医生诱导的回应。事实上，作为忧虑的主体，患者也可以主动地说出自己的忧虑。尽管有时患者的这些忧虑会被医生忽略。常见的患者表达忧虑的言语序列有两种，即询问式序列和陈述式序列。

在门诊交际中，患者可以用询问式序列向医生表达自己的忧虑。这种表达从表面看是以问题的形式出现，实际也是对患者忧虑的陈述或说明，因为患者的问题表明了患者对自己健康状态的认知和掌握。这时，患者是序列的发起者，而医生则是该序列的回应者。通常当患者怀有较强的忧虑时，他们会选择这种言语序列，直接提出自己的忧虑，并期待得到医生的回应。患者可以在会话的任何阶段表示自己的担忧，任何患者的担忧都可能触发新的序列的出现。

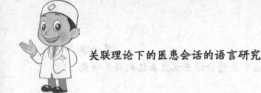

例10：

01医生：哪儿不舒服了？

02患者：就是觉得最近精神可不好了，全身乏力得不行。

03（停顿1.0秒）

04医生：你这检查了也没啥问题呀。血压、血糖什么的都挺正常。

05患者：都正常哈。

06医生：嗯，都正常。而且心电图也没啥呀，心脏也好好的。

07患者：噢，可是就是难受得不行。你说我这会不会是啥病在潜伏期呀？

08医生：那不可能。你这各个指标都是正常的，也没啥异常的呀。

09患者：是，可是我老不见好啊。就是难受得不行。

10医生：多长时间了？

11患者：时间挺长的了。差不多有3个月了吧。

在这个例子中，医生在对患者的检查结果进行确认后认为患者的身体机能没什么问题，但患者并不同意这种看法。我们看到，在第6行当医生再次确认患者没有疾病后，患者立刻表述了自己的忧虑，即患者担心自己有某种潜在的疾病。从序列结构来看，第7行患者的询问形成了"问题—回答"相邻对序列的前件，而第8行医生的回答则构成了该相邻对的后件。后件的内容不仅否定了患者所持顾虑，而且医生还为自己的否定做出了解释，或者说提供了证据。

在门诊交际中，患者还可能陈述他们的某些经历或想法。这些陈述表面上看来可能只是随意的闲聊，但有时这些陈述序列也是患者表达忧虑的一种方式。当患者不知如何表达忧虑，或当患者不愿直接表达忧虑时，他们可以通过陈述序列间接地表达自己的忧虑。一般而言，这类表达比较冗长。对于患者的陈述序列，医生有时会重述患者所表达的忧虑。

例11：

01患者：你说像我这种情况，做个腹腔镜就行了？

02医生：嗯，可快了，一会儿就好了。

03患者：噢。

04医生：做个腹腔镜手术把那个小瘤取了就行。

05患者：可是我听说一般像这种情况都要摘子宫了吗？

06医生：你这不用，现在都有先进仪器啦，切了就行了，

07还非得做个大手术了？

08患者：噢。

09医生：你说是吧？

10患者：可是我们院以前有个女的也是得了子宫肌瘤，

11就是一开始没摘子宫，也是好像说先给切了，

12切了结果又长出来了。后来可折腾了半天，难受的。

13最后不行还是把子宫给摘了。

14医生：噢，是吗？

15患者：噢，我那会儿看她呀就觉得可难受了呢。

16每天折腾得不行，疼得一见了我就说。

17我说要是这么麻烦，还不如一下摘了倒完了。

18医生：那可不对，能不用摘就不摘，她那还不知道是啥情况呢，

19和你这咋能一样呢。

20患者：噢。

21医生：对吧。她那说不定是病变了，不得不摘了。

22患者：噢，我这没有病变哈。

23医生：嗯，良性的。

24（停顿1.0秒）

25医生：很多病变了的都不愿意摘呢，你说你何苦呢？

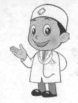 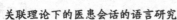

26患者：噢。

27医生：放心吧，肯定能治好的。小问题，不用担心哈。

在这个例子中，在第9～12行和第14～15行患者讲述了一个与她情况相似的邻居的治病经历。当患者讲述了第9～12行内容后，医生首先通过"噢"告诉患者自己接收到了患者所讲述的信息，然后又通过"是吗？"表明医生对于患者所讲述内容的惊讶。可能是因为患者所讲述的故事并不多见，于是患者在第11行首先确认了自己所讲述故事的真实性，然后又补充了一些相关信息，以及对自己的启示"我说要是这么麻烦，还不如一下摘了倒完了"。上述讲述间接表达了患者的忧虑，以及忧虑的解决方案。

这里，我们首先区别了两种诱导患者忧虑的问题形式——开放式问题和闭合式问题。这两种问题形式都可以实现诱导患者陈述忧虑的作用。开放式诱导问题一般出现在会话的开始和中间，而闭合式问题则出现在会话结束时。在复诊中，闭合式问题更有利于医生有效地获悉患者的具体忧虑。在这种情形中，闭合式问题也可能出现在会话的开始。对于开放式问题，患者大多会直接详细地说明自己的忧虑，而对于闭合式问题，患者的表达则受到一定的限制。另外，患者在医患交际中还可能主动表达自己的忧虑。常见的此类序列有两种，即询问式和陈述式。在这一章中，我们既分析了常见的患者表达忧虑的交际活动，也对某些个案做了详细的探讨。这些案例使我们对患者表达忧虑的序列发展有了较全面的认识。

三、医生对患者忧虑表述的回应

在真实的医患交际中，医生可能会面对患者诸多不同的忧虑表述。医生对患者忧虑表述的反应通常会影响整个医患交际以及患者的就诊效果。这里，我们将重点讨论医生回应患者忧虑的言语序列，分析医生不同的回应形式，并观察其对患者言语序列的影响。

总的来说，医生的回应可以分为积极的和消极的两种。积极的回应一般表现为对相邻对前件的结盟，而消极的反应则表现对相邻对前件的非结盟。

通常，在交际过程中，积极的回应（如接受、授予、同意等）是言语序列中的优先序列，而消极的回应（如拒绝、婉谢、不同意等）则是非优先序列。

（一）医生对患者忧虑表述的积极回应

患者的忧虑陈述通常都希望得到医生的回应。这是因为患者陈述忧虑的过程实际上也是发起新的序列结构的过程。对于患者发起的社会行为，医生接下来的话轮若是围绕这个发起展开，则说明医生的回应是积极的，且与患者的行为形成了结盟关系。在医生积极回应患者忧虑表述的过程中，医生会乐于帮助患者处理或减缓他们的忧虑。此时，患者的忧虑和医生的回应是合作式的，这样的交流会促进言语序列的发展。根据患者忧虑的不同，医生积极回应的表现形式也不同。常见的积极回应包括解释、同意和建议。

1.解释

"解释"是一种常见的积极回应。所谓"解释"，是指医生详细地向患者说明某些专业知识、医学术语或治疗措施等。在医患交际中，患者可能会因为缺乏对某些医学专业问题的了解，而产生一定的忧虑，这类忧虑大多表现为患者对某些现象或过程（如某种特别的生理表征或某些特殊的治疗措施）的困惑。医生要想解决患者的此类困惑，就需要对其做详细的解释。需要说明的是，无论医生是否认可患者的某个忧虑，当他围绕这个忧虑进行解释和说明时，其回应无疑都是积极的。

例12：

01患者：我这岁数都这么大了，再，再，开上一刀……

02医生：这么大咋啦，这么大有了病也要治啊。

03患者：噢，可是……

04医生：你这可不算大，我们这儿来的可有更大的呢。

05患者：是吗？

06医生：噢，多的了，七十几的啊，还有八十来岁的呢。

07患者：是，我是说还开啥刀嘛，吃点药对付对付就行了。

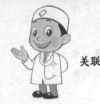
08医生：那，那可不行。这又不用开刀。

09患者：不用开刀？

10医生：噢，咱们这儿是腹腔镜，不开刀。

11患者：不是说要摘了吗？那不开刀啊？

12医生：咱们这儿用的是腹腔镜，一下就给你取出来了。

13患者：那，那是咋取的？

14医生：就是做个腹腔镜手术。

15患者：腹腔镜是……

16医生：不用开刀，直接从阴道那儿，一下就给你拿掉啦。

17患者：不是还要在肚子上开刀吗？

18医生：不用，哪儿用那么费事了。不和以前一样了，还得把肋骨掀开了！

19患者：噢，不用？

20医生：不用，要是那样那可是多大的手术了！

21患者：噢，我也是说了。

22医生：这都不咋出血的，做了恢复得也快。

23患者：噢，这倒还是挺好的。

在这个例子中，患者表达了两个忧虑，觉得年龄太大而不愿意开刀手术，"我这岁数都这么大了，再，再，开上一刀"。对于第一个忧虑，在第2、4、6行医生进行了说服。对于第二个忧虑，在第12、14、16行医生做出了解释性的积极回应。患者的第二个忧虑实际上是由于不了解治疗方法而产生的。对患者的这个忧虑，医生首先向患者解释了治疗的方法与患者所想的不同，然后解释了这个方法的具体过程。最后，第18、22行解释了这个治疗方法的优点和效果。我们看到，这些解释性的言语完全是围绕患者的忧虑展开的，并且解释的内容也相当具体。最后，患者终于打消了忧虑，认可了医生提议的治疗方式，"这倒还是挺好的"。

从这个例子我们可以看出，对于患者某个忧虑的回应有时不只是一个单一的序列结构，回应也可能是由一系列的序列构成的。这些言语序列的内容也可能涉及多个方面，但这些序列又必然是围绕患者的忧虑产生的。通过一系列的言语序列，医生尽最大的可能解决患者的忧虑。

2.认同

第二种常见的积极回应是"认同"，即医生完全接受患者的某个忧虑。这种类型的回应经常出现在患者询问或陈述某种忧虑的言语后，一般多为患者主动陈述忧虑的言语行为。当患者表达忧虑时，实际上是他对某些状况的假设，他们大多会期待医生接下来给予回应。如果医生认同这种假设，且乐于同患者就这个忧虑展开讨论时，他们常常会直接表示自己的赞同，有时还会提到赞同的原因。需要注意的是，医生的这种赞同有别于"是/否"的简单回应。在回应序列中，医生会通过各种形式（如部分重复患者的言语序列）充分表达自己的赞同。

例13：

01医生：啊呀，你这血压高了嘛。

02患者：哦，我以前就是有点高。

03医生：你这不是有点，你看看，低压快110了呀。

04患者：是吗？

05医生：噢，低压110，高压170，嗯，168。

06患者：噢，这么高了，我就是说最近一直觉得晕得不行了。

07医生：噢，就是高血压。

08患者：那大夫，高血压是不是也能引起心脏不舒服啊？

09医生：哦，是啊。血压高了肯定影响心脏，肯定对心脏不好啊。

10患者：是吧，我就是觉得么最近心脏好像也有点不舒服，浑身上下都不得劲。

11医生：哦，肯定和血压高有关。

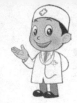

12患者：噢。

13医生：你要是长期高血压，就有可能影响到心律。

14心率慢呀、心律不齐呀都有可能。

15你要是不积极治的话，有可能引起什么心绞痛呀、心肌梗死什么的了。

16患者：是吧，我也觉得这个高血压让我头疼得不行。

17医生：噢，你这可得好好地保养了。你血压这么高，要是心脏再不好，引起点儿其他疾病就不好了。

在这个例子中，患者在确认自己患有高血压后，表达了自己的忧虑，即高血压是否是引起其心脏难受的原因。面对患者的忧虑表述和逻辑推理，医生首先通过拖长了音节的"哦"表示了自己在认知状态方面的改变，"哦"的使用在一定程度上透露出医生没有想到患者能够把血压高与心脏不舒服联系起来的推理能力。之后，医生认同了患者的推理或忧虑表述，而且还重复了两种病症之间的关系。随后，在第13～16行医生从医学角度解释了高血压与心脏病之间的关系，而且在第19～20行提出了治疗建议。从这个例子我们可以看出，对于患者的忧虑表述，医生的回应有时可能不只属于一个类型。在上面这个例子中，当医生进一步说明高血压对心脏病的影响时，其言语序列实际上也属于解释型的序列，虽然在这里这些序列也是医生表达认同的一种方式。

3.建议

患者的忧虑可能来源于其身体的某些变化。对于这类忧虑，医生一般会做出自己的判断。当医生认为患者的忧虑成立时，他有可能致力于解决这个忧虑。当他认为这个忧虑不成立时，他有可能会直接否定。但有些时候，即使医生认为患者的某个忧虑不成立，也会给患者一些建议，以避免潜在危险。我们把这类回应也归为了积极回应。医生的建议一方面缓解了患者因忧虑而产生的压力，另一方面也避免了患者因其忧虑没得到关注而对医患交际产生不满情绪。

例14：

01患者：有点感冒，没事吧？

02医生：这个时期都是。

03患者：都是？

04医生：多喝水。如果发烧的话一定要用药了。

05要是没有发烧就多喝水，少去人多的地方。

06患者：嗯。

07医生：如果有痰可以吃点梨。

08患者：梨水可以吧？

09医生：梨汤可以熬着喝。

10患者：萝卜水可以吧？

11医生：都可以哈。

12患者：嗯。

在这个例子中，当患者表达了忧虑后，在第2行医生立即对患者所表述的忧虑给予了回应，即感冒在当时是非常普遍的，没有必要担心。对此，在第3行患者对医生所讲的普遍性表示了异议。但是对于患者的异议，医生并没有给予回应，而是在第4～5行为患者提出了一些建议。从这个言谈应答来看，患者对自己的饮食和健康都非常在意，因为这个例子是一个产前检查的录音，孕妇在这个特殊时刻通常都相当敏感。

（二）医生对患者忧虑表述的消极回应

医生对患者忧虑表述的回应并不总是积极的。事实上，在很多医患交际中，医生对患者的忧虑表述常常持有消极的态度，这也常常成为引起医患矛盾的原因之一。医生不愿回应患者忧虑的原因有很多种，首先，在传统的医患交际中，医生在交际中处于强势地位，这使得他们很少关注患者自身的忧虑。其次，有时患者的忧虑可能超出了医生的解决能力，为了避免对自己造

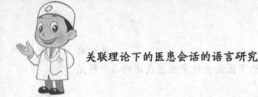

成威胁，医生也会无视这些忧虑。在研究医患交际时，我们常常会看到患者的忧虑表述被忽视的现象。我们把消极回应分为两大类，即否定式回应和阻碍式回应。其中，阻碍式回应是指医生通过某些序列结构拒绝解决患者的忧虑。

1.否定回应

否定回应是最常见的消极回应的形式。所谓否定，就是指医生简单直接否决患者所表述忧虑的可能性或必要性。通常，一旦医生认为患者的忧虑是无根据的，他们便不再对此做出理会，即使有时患者在随后的序列中会再次提起这个忧虑。医生的消极回应很可能会导致患者的不配合行为。

例15：

01患者：这么多药可以一起吃吗？

02医生：嗯，没事。

03患者：可是我看这后面禁忌还挺多的哈。

04医生：没事，放心吧。

05患者：哦，主要是我体质也不好。总是怕一下吃这么多药，别，别……

06医生：没事，没关系的。

07患者：没关系哈。

08医生：没关系。

在这个例子的第1行，患者对医生给出的服药方法表达了自己的忧虑。对于患者的忧虑表述，医生立即予以否定，医生优先回答了患者的问题，并且专门强调这样服药没有问题。患者面对医生的否定回应，在第3行为自己的顾虑提出了支持证据，因为患者认真阅读了药物说明，尤其是关注了其中的禁忌。医生的话语显然不能说服患者，于是患者继续为自己的顾虑提供证据，即自己的体质较弱。但是医生仍旧告诉患者自己的方法没有问题。在这个例子中，患者三次表述忧虑或者为自己的忧虑提供证据，但是医生只是简单地否定或重复告知，实际上患者的忧虑并没有因为医生的否认而消除。

2.阻碍回应

另一个消极回应的形式是我们所称的阻碍回应。我们这里所说的阻碍回应泛指所有拒绝直接回应患者忧虑的形式。在门诊交际中，常常会出现医生无视患者忧虑的现象。出现这种情况的原因有很多，有时是因为医生认为患者的忧虑与诊断无关，因此无须理会；有时也可能是因为医生无法解答患者的忧虑或不确定患者的判断。从序列结构来看，当医生的回应与对患者忧虑的表述无关，或医生的回应是不带感情色彩的语气词时，都是医生不愿理会患者的忧虑的表现。

"回避"是常见的阻碍回应的一种。我们所说的"回避"是指医生在患者表述忧虑后，故意引入其他话题，从而避免直接回应患者的忧虑表述。从序列结构上看，"回避"是相邻对结构中的中扩展序列。医生的回避通常会造成患者忧虑表述的后件缺失。

例16：

01医生：你是不是做了宫颈治疗，以前……

02患者：没做宫颈。

03医生：没做宫颈?

04患者：嗯，对。

05患者：你看这是不是吃了这药的副作用呢?

06医生：你，你没有生过小孩儿?

07患者：有囊肿?

08患者：没有吗。

09医生：噢。

10患者：所以，我就是为促进排卵，吃点这种药，

11那是前好几个月，从去年十一二月份开始吃的药，

12吃了以后例假就不准啦。

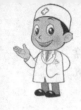

13医生：嗯，嗯。你原来例假还挺准的，是不是?

14患者：哎，原来就推后。

15医生：原来推后，是……

16患者：推后两三天。吃了这药之后反而不准啦。

17医生：嗯，最后一次月经是多会儿来的了。

18患者：18号，到现在还沥沥拉拉沥沥拉拉。

19医生：一直就没干净?

20患者：干净啦。

21医生：干净几天了?

22患者：干净了以后我吃了药就又来啦。

23医生：现在血多不多?

24患者：嗯，多，挺多的。

25医生：和月经差不多?

26患者：比月经稍微多一点儿。

27医生：也有了哈。

28患者：嗯，也有。

29医生：嗯，现在就是有血，肚子疼不疼了?

30患者：肚子不疼。

31医生：你这，克罗米芬，你是月经第五天开始吃。

32患者：啊。

33医生：嗯，就吃了这一次，以前没吃过?

34患者：以前，一二十年以前吃过。

35医生：也吃过?

36患者：嗯。

37医生：吃过没有事，哈?

38患者：噢，没有事。到后来还怀上两个，药物流产啦。

39医生：流产过两次？

40患者：嗯。

41医生：是吧？

42患者：嗯。

43医生：都是做的，嗯，机器刮？

44患者：不是，嗯，药物流产。

45医生：是药物流产？

46患者：嗯，嗯。

在这个例子的第5行，患者表达了自己的忧虑，即目前症状是否是服药的副作用。面对这个"提问—回答"相邻对的前件，医生并没有提供相邻对的后件，也就是说医生没有给出相应的回答，从而造成了该相邻对后件的缺失。接着，在第6行医生发起了新的话题，而且在随后的序列中医生询问了患者的病史、治疗经历和病症。在医生询问病史期间，患者多次表达了自己的忧虑（第10~13、16、22行）。但医生并没有对这些表达给予任何回应，患者的忧虑最终也没有得到解答。

另一种常见的阻碍回应是"语气词"的使用，这类词也常常被看作"话轮结束第三方"，用来结束一个话题或整个会话。根据我们的观察，在门诊交际中，当患者表达忧虑后，医生常常会使用语气词回绝对此做出回应。我们认为，医生使用特定的语气词来回应患者的忧虑表述，一方面是表示接收到了信息，另一方面也是表明他们不愿处理患者忧虑的态度。

例17：

01医生：你哪天来，早上早点过来。

02患者：早点哈。

03医生：嗯，过来了，咱们得做了，做了就好啦。

04患者：不做不行哈？

05医生：噢。

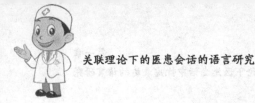

06患者：我是说现在不用做手术也有好的我就是……

07医生：噢，你这得做了。

08患者：得做了哈。

09医生：噢。

10患者：我还说要是输输液、吃点药能好了，倒不用这么麻烦了，唉。

11医生：哦。

12患者：唉，你看看我这还得手术。

13医生：噢，那天早点来啊。

14患者：噢，行了。不用准备点啥吧？

15医生：不用。你来了找我就行，哈。

16患者：嗯，那谢谢啦，大夫。

17医生：没事，没事。

在这个例子中，患者始终表达了自己对做手术的担忧。对于患者的忧虑表达，医生只是用"嗯"做了简单反馈，表示自己接收到了信息，而没有直接解决患者的忧虑。显然，医生的简单反馈对于患者解除忧虑是远远不够的。

这里我们讨论了医生对患者忧虑的回应。通过分析医生的回应序列，我们了解了在真实门诊交际中医生对待患者忧虑的言语模式以及序列结构，同时也观察了医生的回应对其后的言语序列的影响。通过研究我们发现，医生的回应主要可以分为积极回应和消极回应两大类。常见的回应序列有五类，即解释、同意、建议、否定和阻碍。其中，阻碍泛指不愿回应患者忧虑的言语序列，最常见的表现为回避和使用语气词。在具体的医患交际中，这些回应常可能出现在同一次会话中，共同完成医生回应患者忧虑的交际行为。

四、小结

目前，医患关系受到越来越多的关注，因而医患交际的研究具有相当的现实意义和实践意义。关注医患交际过程，找到增加医患沟通的途径，是许多从事该领域研究的学者们的共同目标。之前大量的研究表明，医患交际是双方互动协商的过程。在这个过程中，患者或多或少会存有一些忧虑。有学者提出，医患交际的过程从实质上看是医生解决患者忧虑的过程。我们认为，患者的忧虑表达是医患交际中的重要组成部分。患者是否有忧虑，有怎样的忧虑，以及这些忧虑是否表达都是我们研究的重点。

我们通过分析具体门诊交际中的医患会话，分别讨论了医生的诱导和患者的陈述。我们首先分析了两种问题形式，即开放式问题和闭合式问题。我们发现，虽然这两种问题形式都可以实现诱导的目的，但是患者的回应却有很大的不同。于是，我们进一步讨论了患者针对不同的问题形式如何表达忧虑。另外，我们还讨论了一种较为特殊的情形，即在医生没诱导的情况下患者主动说出忧虑。我们把回应分为了积极回应和消极回应两种，并分别做了详细的阐述。通过观察我们发现，医生对患者忧虑的态度很有可能直接影响交际效果。

第二章

关联理论下医患会话中
医疗风险交流的语言研究

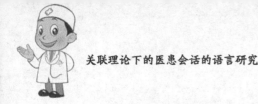

历经40多年的发展，会话分析已日渐成为一种跨学科的研究，并且对语言学、社会学以及交际学发挥着深刻的影响。近年来，使用会话分析对医患交际进行的研究在促进人们了解医患交际方面取得了重大突破。虽然医疗服务的成功与否在很大程度上依赖于诊断与治疗过程中的生物医学因素，但是医患交际对医疗效果也同样有着重要影响，例如，医患交际的质量会直接影响到诊断的准确度，影响到患者对治疗方法的配合程度，以及患者对医疗服务的满意程度。

本章运用会话分析的研究方法对医患交际中的医患风险交流进行研究。医患风险交谈需要谨慎处理。一方面，患者有必要对可能存在医疗风险有所了解，从而决定是否接受某种治疗或者改变生活方式；另一方面，告知患者潜在的医疗风险可能会引发患者忧虑，从而影响到疗效。因此，医疗风险交谈要求医生在告知患者可能存在的风险时，既要有专业技能，也要有社交及心理学技巧。尽管很多学科对医患风险进行了研究，但从会话分析的角度进行的研究仍然很少，所以使得本文有很大的研究空间。

交谈是医患交际的主要成分，也是医生和患者相互沟通的主要手段。尽管医生也可以借助体检、血检、X射线、药物治疗等手段来达到治疗目的，但如果没有医患交谈对病历和症状进行有效组织的话，治疗结果将会受到限制。而且，与患者交谈是医生最有效的诊断方式之一，据估计，医生需要用诊断的近80%的信息来自与患者的交谈。通常，医患交际的意图有三点：建立较好的人际关系、交流信息，以及做出相应的治疗决定。

第一节 医患会话研究

一、国外研究

帕森斯（Parsons）从社会学的角度分析了医患交际，他认为医生与患者之间存在一种等级关系。赫里蒂奇（Heritage）与梅纳德（Maynard）曾做了如下总结：Parsons把医疗机构看作能帮助患者恢复其日常工作能力的一种社会制度的规范性机制。医生根据广义的技术标准来治疗患者（普遍性），而不是用经过调整来适应患者个人的社会特征的标准来进行治疗（特殊性）；他们关注的是具体的医学治疗（具体性），而不是一个普通的"明智顾问"的角色（普遍性），他们在没有任何情感介入的情况下治疗患者（情感中立），而不是相反的做法（情感投入），他们视患者的健康重于自身利益（集体主义而非个人主义）。与医生角色相辅相成的是"患者角色"，这一角色意味着免除与疾病本身以及正常工作的任何关系，但也需要患者不因生病而消极倦怠，而是要用希望好转的积极心态去配合医生，从而接受医生的治疗方法。

德拉斯（Drass）也从社会学的角度分析了医患交际。通过对一家健康维持组织内进行的诊疗过程的录音及分析，Drass提出了一种医疗协同模式。通过与话语单位（行为、话轮、序列以及语段）相联系，该模式把协同看作一个过程，在这个过程中医生和患者就相关医疗问题的定义以及治疗方法发表不同看法，清楚地将协同放在交际者之间看得见的交往中，并且展示了医生和患者在记录病历、进行身体检查，以及对问题和治疗方法进行讨论的进展情况。因为其正式且灵活的性质，这一模式被广泛应用在医患协同的比较研

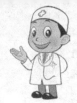

究中。

交互分析系统出炉后，人们将它用来描述医患交谈，并通过交互分析系统将医患交际的过程与结果相联系。爱诺易（Inui）等将三种不同的交互分析系统，即在1950年佰斯（Balse）提出的IPA模型，Roter的交互分析系统，以及斯泰尔斯（Stiles）的"口语反应模式"，应用于对101个在普通医疗机构进行初诊的医患交际的研究。具体包括：诊疗结束时患者对问题的了解程度；患者在接下来的三个月中对药物的依从性；以及患者对此次诊疗的满意度（包括医生的技术、交际交流质量等）。最终，他们得出了如下结论：具体选择哪种交互分析系统来研究或教学应根据研究者特殊关注的行为和结果来选择。而以磁带录音为基础的Roter交互分析系统省时，且效果不亚于其他需要进行转写分析的较为复杂的系统，所以他认为Roter的交互分析系统优越于其他两种分析系统。

从社会语言学角度对医患交际进行了探讨。马歇尔（Marshall）认为，以意义为中心导向的临床实践需要医生就疾病给患者一个可理解的医学解释，这就需要对患者的病症有正确的诊断。通过对医患交际的转写，Marshall指出，会话是了解疾病所必需的一个诠释过程，对范例的对比显示，没有充分的会话合作理解就难以实现。因此，Marshall通过将人类学与社会语言学两种范式相结合来表明看待疾病的角度不同，诠释也将会有所不同。

从出现医学之日起，无疑就有了对医患关系的思考，因此从医学角度开展的医患关系研究也不胜枚举。其中，研究者们对医患交际与患者满意度之间的关系尤为关心。有人曾对在医患交际中医生寻求或提供信息的程度，以及交际技巧对患者的满意度有多大的影响做过研究。康斯托克（Comstock）等发现患者满意度与医生提供信息的多少密切相关，卡特尔（Carte）等的研究表明患者的信息提供与患者满意度呈负相关。许多研究者对医患交际中积极或消极情绪的表述方式与患者满意度的关系研究后发现，医生友好赞同的非医疗交谈与患者满意度呈正相关，而医生表现出对问题的不重视态度与患者满意度呈负相关。也有学者探讨了医生的交际风格与患者满意度之间的关系，其中，Roter等通过使用改良后的Bales交互分析系统对医生行为、以患者为中心的交际模式以及患者满意度三者之间的关系进行研究后，得出结论：使用以患者为中心的交际模式与患者满意度呈正相关。布勒（Buller）研究发现，医生的情感融入与患者满意度呈正相关，而医生的高支配行为与患者满意度呈负相关。除了对医患交际与患者满意度的研究之外，人们也对医患交际的模式进行了探讨。其中，史密斯（Smith）与皮特格鲁（Pettegrew）的研究发现传统的医患交际模式强调疾病治疗过程中医生对患者的主动作用（即以医生给出指令为特点），提出了一种相互说服型的医患交际模式，这种新模式并不把交际局限在信息范围内，提出要避免医生对交谈的单独操纵。阿布拉莫维奇（Abramovitc）与施瓦兹（Schwartz）（1996）提出了另外一种医患交际模式，即医生可以在临床诊断的三个阶段（即初诊阶段检查阶段，以及会话与复诊相结合的阶段）成功地将个人与非个人因素相结合。Roter与Hall通力合作对医患交际研究后出版了书，旨在促进医疗诊断中的医患交际。斯特里特（Street）从一个全新角度探讨了医患交际—医疗保健提供者与接收者之间的性别差异。

2013年格雷加德（Graugard）等从心理学的角度探讨了医患交际，他们以患有高特质焦虑与低特质焦虑的学生为研究对象，对41名患者用预先确定的方式进行问诊，而且对患者进行了有关情绪状态和满意度的问卷调查。整个研究都使用Roter交互分析系统（RIAS）进行研究。医生对低特质焦虑患者提供的生物医学信息较多，而高特质焦虑学生则更依赖于医生提出的生物医学问题让他们回答，问诊之后自己提供生物医学信息较多的患者较感轻松。与低特质焦虑的学生形成对比，高特质焦虑的学生在问诊中大量回答医生提出的问题，而在问诊后却感觉不怎么满意。最后研究者得出结论，医生和教育者们应该知道对那些没有明显表现出高特质焦虑的学生来说，与他们进行心理和情感交流可能会让他们有受侵犯的感觉。

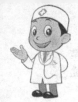

2015年西尔弗曼（Silverman）用话语分析的方法对医患交际中医生、患者，以及年龄较小患者的父母的语言使用与处理进行了研究。Silverman例证了情景如何影响决定交谈的方式，在会话中如何对患者进行界定，对患者的界定又会如何影响交际与决定，以及诊疗会话如何揭示医生与患者父母在道德上的两难处境。在一家智利医院对初级治疗的医生和患者的口语话语进行了研究，以了解医患交际以及交际的宏观情形，书中以话语分析为框架试图将医疗社会学方法与语言学方法相结合。

会话分析在研究医患交际方面越来越凸显了它的独特性和重要性。韦斯特（West）使用会话分析的方法研究了自然情景下医患交际中的四个方面：话轮转换、提问与回答、误解以及与交际性的关系等。结果表明，与男医生相比，女医生被打断的频率要高，这就表明性别对医患交际的影响大于职业地位这一因素。West同时还发现，医生与患者使用间接提问的频度无异。总的来说，West的分析主要以医生为中心，向医学教育工作者介绍了会话分析，以及会话分析在理解医患关系方面的贡献，探讨了会话分析的五个主要特点，并根据医患交际的一些研究对这五点进行了阐释。会话分析的这些特点显示出会话分析作为研究互动结构的一种系统方法，与其他依靠逸事、人种学调查，以及会话语的系统编码进行的研究是不同的。文中强调了会话分析对内科门诊近来的研究，以及这些研究对医学教育的作用，并提出了如何将会话分析纳入医学课程的方法，这与生物—心理—社会型的、以患者为中心、注重医患关系的有关医患交际的教学方法相适应。

二、国内研究

我国有关医患交际的研究相对较少，而且主要关注的是如何改进医患关系或如何改进医疗效果。

厦门大学的王晋军在《医生和患者会话中的问句与权势关系》一文中，通过定量分析的方法对医患交际中所用的问句的类型、比例，以及语用内涵进行分析探讨，揭示了医生和患者间所存在不均衡的权势关系，反映了医生和患者的问句与面子和礼貌策略有关，进而说明语言运用中存在着权势的不平衡现象。

兰州医学院第一附属医院的吴济荫和张彩云在《医患交往的语言艺术》中指出语言是医生与患者交往的重要工具，通过语言交流，医生才能了解患者的生理及心理需求。医务人员在医患交际中，要准确把握成功的原则，通过语言艺术的道德美、情感美、声调美和语言的科学性与通俗性，克服不良语言。运用具有针对性、保密性、艺术性和礼貌性的语言，采取不同的语言交流形式，解决患者的心理问题，用美好的语言辅助技术，融洽医患关系，促使患者的身心疾病得到早日康复。

霍永寿从语用学的角度研究了中医诊谈类型中弱化现象的机制及动因。其中主要有两个目标：一方面，试图解释中医诊谈互动过程中医生和患者如何使用弱化手段（如云南方言中的"点儿""怕""可能""好像""听说""瞧瞧""嘛"等）来调节其诊谈互动，从而使双方的社会行为保持在最佳和谐状态；另一方面，试图回答对中医诊谈活动中弱化手段的分析能在多大程度上支持语用调节论的基本假设和观点。

来自郧阳医学院的刘兴兵探讨了门诊咨询中医生告知患者完整诊断信息的重要性、完整诊断信息的组成部分和实际诊断信息告知存在的问题，然后重点从告知时机、程序和语言三个方面论述了完整诊断信息告知的方法。在另一篇题为《使用批评话语分析研究中国医患会话》的文章中，刘兴兵等人向医学工作者和医患互动研究人员介绍了批评话语分析的特点、理论基础和一般步骤，重点论述了可用来研究中国医患会话的语言工具（主要包括分类系统及物性、情态、预设、话题、问答、话轮转换、对应结构等），以期丰富研究医患会话的方法。

于国栋运用会话分析的研究方法，总结和分析了产前检查中建议寻求/建议给予这一序列结构，发现孕妇执行建议寻求的方式有两类，即表述类和询问类。表述类可细分为表明缺乏医学知识和描述相关症状，询问类可以细

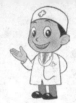
分为封闭式询问和开放式询问，还发现在医生完成建议给予，也就是完成建议寻求/建议给予这一相邻对后件的时候，孕妇通常会对相邻对的后件进行非最小后扩展；最后，探讨了上述这种序列组织出现的原因和对未来研究的启示。

三、现有文献的不足

在国外研究中，Parsons和Drass都从社会语言学的角度分析了医患交际。Parsons指出医生与患者在交际中各自扮演的角色，但并没对进一步的交流细节进行分析。Drass的研究提出了一种医疗协同模式。Inui等人主要对三种不同的交互分析系统进行了对比并得出结论：Roter交互作用分析系统比起其他两种交互作用分析系统既省时，效果又不逊色，从而优于其他两种分析系统，因此这一研究为其他研究者在研究方法的选择上节约了时间。Marshall通过将人类学与社会语言学两种范式相结合，从社会语言学的角度表明看待疾病的角度不同，诠释也将会有所不同。还有许多从医学角度对医患交际和患者满意度进行的研究。从心理学角度进行的医患交际研究表明，医生与医学教育者们应该知道对那些身体上没有明显表现的高特质焦虑的学生来说，心理和情感交流可能会让其有被侵犯的感觉，但并没有进一步地提出有效措施。Maynard与Heritage向医学教育工作者介绍了会话分析以及会话分析在理解医患关系方面的贡献，并提出了如何将会话分析纳入医学课程的建议。Heritage与Maynard主编的可以说是第一本对初级医疗的医患交际进行全面探讨的著作。

国内有关医患交际的研究主要关注的是如何改进医患关系或如何改进医疗效果。其中，只有于国栋用会话分析的方法探讨了医患交际。

尽管中外研究者们从不同的角度对医患交际进行了研究，但用会话分析的方法进行的研究甚少，尽管Maynard与Heritage提到了会话分析，但并没有用这一方法对医患谈话进行具体分析。之后，Heritage与Maynard主编的著作可以说是从会话分析角度研究医患交际的一部经典作品。

第二节 国内外医疗风险交流研究

如今，风险越来越引起人们的重视，因此，不同学科对风险进行了大量的研究，包括对医疗风险的研究、对风险行为的研究，甚至是风险一词的研究等。

一、国外研究

爱德华（Edward）等主要从医生的角度对医疗风险交流做了调查。经过对不同的专业医务人员调查后发现，专业医务人员不仅对无法得到前沿信息，以及在医疗风险交谈中如何向患者传达信息的问题感到忧虑，而且还指出接受风险交谈的特殊培训显得极其重要。最终他们得出结论：规范医患交流这一目标很难变为现实。他们在另一项旨在测量专业医务人员对风险语言和交流工具标准化的反应研究中还发现，专业医务人员认为风险语言的标准化有助于医生彼此之间互相解读和交流医疗风险。由于在风险信息的交流和解释上存在着各种语境变异，所以在医务人员和患者之间使用规范化的语言有些不妥和欠缺，而对风险进行更详细的对比将是临床实践中风险交流的发展方向。

许多研究者也对向患者描述风险的方式进行了调查。在对乳腺癌和卵巢癌的遗传咨询中提供风险信息的方式进行调查之后，霍洛韦尔（Hallowell）等发现在咨询之中或者咨询之间提供风险信息的方式各有不同。咨询者对于医生所使用的描述风险的方式表示赞同。其中73%的人表示咨询医生使用数量格式来描述风险，表示喜欢医生使用百分比、比例，或是人数比较的方式来描述风险的人数也大致相当。通过对首选方式与实际用于咨询过程的那些

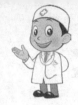

方式进行对比之后，Hollowell发现在40%多的案例中，医生描述风险的信息方式并非咨询者们首选的数量模式。蒂默曼斯（Timmermans）等所做的研究以三种不同方式向患者描述风险信息，发现不同的风险描述方式会对患者自己对风险信息的评价造成不同的影响，同时也会影响患者所做的选择，因此医生应该谨慎选择描述治疗风险的方式。

通过对医生与患者就不同的治疗方法之利弊的讨论进行研究，霍夫曼（Hoffmann）等将风险交谈分成了四个明显不同的类别，即指定风险、均衡风险、比较风险和风险差异，并且指出这样的分类对于了解以及描述医患之间不同的交谈策略至关重要。

盖茨（Gates）通过对产前基因检查中的风险交谈进行调查研究后发现，可用于充分理解风险信息的策略包括用频率而不是用概率或百分比来描述风险，以及对妇女持有的关于自身风险和被检查情况的看法的明确讨论。

帕琳（Paling）对医患风险交流的不同方式给予了很多关注。对此，他提出了几个表述风险程度的方法，如使用规范化的语言，避免仅使用描述性的术语；用数字数据补充口头解释，使用绝对数字，而不是相对风险或者好转的百分比，从正反两方面来陈述可能性，并使用一致的分母，尽可能地使用视觉辅助以使患者达到最大限度的理解，确保患者告知同意书包含有确切信息而不仅仅是数据。

贝客（Becker）等人就在医疗咨询中如何克服风险交流的困难提出了几种不同的策略。这些研究认为，要促进与患者的风险交流，医生与患者之间就要建立起信赖关系，要了解患者获得风险信息的来源，要理解影响患者对风险信息的反应方式的心理因素和社会因素；要根据患者的需求和喜好来确定提供风险信息的多少与速度；在权衡选择时要考虑到患者的价值观等。研究还发现，关于医生如何与需要做决定的患者分享临床实践方面缺乏有效的研究，而且对做决定的辅助手段的研究也很少直接从医患交际方面入手。

利内尔（Linell）等使用话语分析的手段从医生的角度研究了医疗机构中

专业医护人员（即医生、护士和助产士）对风险的谈论。研究发现，医患风险交流属于合作交际，通常以医务人员为主导，多由医务人员发起，而且交谈的主要信息由医务人员提供。在医患风险交流中，医务人员会采取不同的方式来阐述医疗风险，有时是直接明了的阐释，而有时却是间接的表述。

二、国内研究

与国外研究相比较，国内对医疗风险交流的研究则相对较少。李永坤从医学角度分析了医生与患者及其家属之间的医疗风险交流。这项研究主要探讨了向患者及其家属表述医疗风险的方式，即对患者及其家属表述相关医疗风险时需要对患者疾病有客观而充分的了解，并确定向谁表述什么样的风险信息。此外，研究也探讨了相关风险何时会对医疗决定产生影响。同时，医生的语调、手势和信息选择也是影响患者理解风险的主要因素。

三、现有文献的不足

从文献回顾，我们可以明显看到有关医疗风险的研究甚少，而且几乎所有的有关医疗风险交谈的研究都是在国外开展的。现有文献大都局限在从医生的角度进行的医学研究，并且对于医患之间的口头风险交流所做的研究微乎其微，更不用提用会话分析手段进行分析了。国外学者所进行的研究主要有以下几点贡献：一些研究者指出风险语言的标准化对于医生之间的互相交流是有益的，但要达到这个目标却很困难；也有学者对患者所喜欢的风险交流方式以及医疗风险信息的分类进行了研究；另一些研究者对医患风险交谈的策略做了调查。只有Linell等使用了话语分析对专业医护人员（即医生、护士和助产士）的风险交谈进行了分析。

与国外关于医疗风险交流的研究相比较，就所搜集到的文献而言，国内只有李永坤从医学角度对医生与患者及其家属谈论医疗风险进行了分析。鉴于以上事实，本项研究将运用会话分析的方法从医患双方的角度对医疗机构中存在的风险交谈问题进行探讨。

第三节　医患会话中医疗风险的交流分析研究

风险的概念一般至少包含两层意思：一是不想要的后果；二是这一后果的不确定性。因而风险可被最简单地定义为结果与期望不同的可能性。风险的后果通常是消极的，涉及损失、受伤、不利或者毁坏等方面的因素。风险是机遇的结合体，主要通过已知的可能性与不确定形成对比和损失来衡量，通常用函数来显示处于风险之中的个人对可能损失的主观评价。在学术文献中，风险通常是对可能性的一种量化衡量，或许是患某种疾病的可能性，诊断正确的可能性，或者某种干预减少风险的可能性等。而在医疗机构中，风险包含可能危及患者的各方面功能甚至是生命的消极因素，也可能对患者治疗起作用的积极因素。

对风险的定义因人而异，因情形而异，因社会与个人的视角不同而异。在本书中，风险被定义为对可能性的量化衡量，如患某种疾病的可能性，某一诊断正确的可能性，以及某一干预减少风险的可能性都被列入风险之列。以下我们将从医患风险交谈的分类、话题组织以及交谈技巧几个方面进行分析。

一、医疗风险交流的分类

根据不同的标准，如交谈内容、话题发起者以及交流效果的不同，可将医疗风险交流划分为不同的种类。

（一）医疗分析交流的内容

在霍夫曼（Hoffinan）等人看来，在转写的语料中，根据风险交谈的内容中是否提及利益来划分，可将医疗风险划分为四种类型，即指定风险、均衡风险、对比风险以及风险差异。

1.指定风险

指定风险是指以最简单的方式进行风险交流，使用具体的指代对所存在的风险进行表述。用指定风险来命名是为了强调如何指称某一风险是个人的有意或无意选择，用来表示存在的可能性与后果。请看下例：

例1：

55医生：啊，因为你跳得快了，它必然要供血不足。

56患者：啊。

57医生：心情不好也会供血不足，所以为什么我叫你注意了，

58不是，要犯的话，一生气，一个脑出血一个心肌梗死，

59我可不是吓唬你啊，听见了吧，别管闲事，

60管自己吧，别人你管不了（睁一眼闭一眼），听见了吧?

这个例子节选自医生与一名高血压患者就供血不足进行的交谈。在第58行，医生明确地指出如果患者不注意，那么很可能会出现"脑出血"和心肌梗死"。这就是我们这里所说的指定风险。在医生给出指定风险后，她还给患者提出了治疗建议。

2.均衡风险

均衡风险是指在谈论某一选择可能带来的指定风险的同时提及有利之处。

例2：

01医生：最好做个胃镜，

02我们怀疑你这个胃部有点问题哈，

03也可能是胃炎，也可能是溃疡哈，

04做那个胃镜哈，就是那个内镜，

05进去以后它就能看见是炎症还是溃疡，

06看得比较清楚，

07但是做这个有的患者会有点反应，呕吐什么的。

在例2中，医生在谈论使用胃镜疗法可能存在的风险的同时提及了这种疗法的优势，这就是所谓的均衡风险。首先，在第1~3行，医生向患者提出了进行胃镜检查，而且向患者解释了建议胃镜原因，即医生怀疑患者胃部有问题。医生在第5~6行介绍了胃镜的好处在于能够清晰地判断患者的疾病究竟是胃炎还是胃溃疡，接着，医生在第7行，说明了胃镜疗法的不足之处，即有些患者可能会有呕吐的生理反应。

3.对比风险

当同时讨论一个以上的选择所带来的风险时，就会出现对比风险，在这样的情况下，风险被进行了对比。如下例：

例3：

80医生：动手术肯定快一点儿。

81患者：噢。

82医生：动手术给你接上以后是好得快一点儿。

83患者：噢。

84医生：你要不想开这一刀，

85保守的话就打个石膏固定住。

（此处省略多个话轮）

126医生：你们看吧，先打上石膏呀还是……

127患者：那还保守治疗吧。

128医生：一般呀，我觉得这种，

129保守治疗是肯定能好。

130患者：那这不会有什么后遗症吧？

131医生：那要看你的恢复状况。

132患者：不会瘸吧？

133医生：哎，瘸？没那么严重。

134不过石膏拆掉以后呀，你就再来拍个片子，看看这个是不是确实长住了。

135有的情况韧带会偏离一点儿。

136会影响，受一点点限制。

137患者：噢。

138医生：但是没有大影响。

139患者：噢。

140医生：走路、跑步都跟以前一样正常，

141可能跑起步来呀，时不时会有一些像有点儿抽筋儿的那个感觉。

142患者：噢。

在例3中，医生与患者讨论腿部骨折的两种治疗疗法：手术或者打石膏。提到了两种治疗方法之后，医生还对患者分别讲了两种治疗法存在的风险：如果接受手术治疗的话，就可能要承受手术本身带来的风险，但是手术可以使患者较快恢复；如果进行打石膏治疗，也会有像在第135、136行中医生提到的"有的情况韧带会偏离一点儿，会影响，受一点点限制"，以及在第141行的"可能跑起步来呀，时不时会有一些像有点儿抽筋儿的那个感觉"这样的风险，从而对两种治疗法可能带来的风险进行了对比，所以这里的风险交谈可被划分为对比风险。

（二）风险交流的发起者

根据风险交谈发起人的不同，风险交谈又可被划分为由医生发起的风险交谈和由患者发起的风险交谈。

1.医生发起的风险交流

有些情况下，医生会主动发起风险交谈，例如，在要给病人进行麻醉时，医生通常会告知患者将要实施的医疗方案的相关信息。从医学角度来说，这种医疗方案并非有很大的风险，但是从法律角度来说，医生必须告知患者某项方案可能会带来的风险。

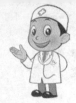

例5：

01医生：明天就用这个硬膜外给你做麻醉。

02患者：硬膜外？

03医生：啊，硬膜外这个方法知道吗？

04（患者摇头）

05医生：做手术的一个趋势，一种淡麻。

06有些并发症跟你说一下，有些什么情况呢？

07先把硬膜外全麻醉，有低血压就会出现血压骤停。

08误入血管的时候有毒性反应。

09有导管型的神经损伤脊椎损伤、血肿感染啦。

10最严重的就是这些。

11你不一定熟悉啊，但必须得跟你说清楚。

12患者：嗯。

13医生：有一定的风险性，以上风险性听麻醉师给你解释清楚。

14同意就接受麻醉。

在此例中，在第1行医生告诉患者要采取的治疗手段，而医生所采用医学术语"硬膜外麻醉"给患者造成一定的理解困难。所以患者在第2行重复了"硬膜外"，实际上患者也通过重复发起了话语修正。对此，医生明确地询问患者是否知道该治疗手段，患者通过摇头给予了否认。于是在第5行医生简单地解释了一下所谓的硬膜外麻醉，紧接着在第6～10行主动讲述了硬膜外麻醉的风险。

医生在第3～11行话轮中的话语可被分为四步：首先，在第3行，医生紧跟患者的话语之后开始自己的话轮，接着，仍然是在第3行，医生使用一个问句"硬膜外这个方法知道吗？"宣布了要阐述的话题，这样使患者在心理上觉得有必要了解这一方法，但医生并没有进一步阐释要了解这一方法的原因，在接下来的第4～11行，医生谈论了不同的风险，如"血压骤停""神经损伤"以及"血肿感染"等，通过使用"会"一词，医生将风险看作潜在事件，在第10～11行的"这些东西你不一定熟悉啊，但必须得跟你说清楚"进一步强调了进行风险交谈的必要性，以及患者了解潜在风险的必要性。在此例的最后一个话轮（第13～14行）中，医生对风险发生的频率做了估计，即"有一定的风险"。总之，从医生的话语中可以看出其谈论风险的方式有：第一，患者有必要了解这些风险；第二，风险是可能的；第三，风险发生的可能性很小。

2.患者发起的风险交流

除了医生发起风险交谈的话题外，患者也会发起风险交谈，比如在患者要表达对自己认为可能存在的风险的焦虑时，就会成为风险交谈的发起人。

例6：

133患者：这以后不会留下后遗症吧？

134医生：那要看你的这个恢复情况。

135患者：不会瘸吧？

136医生：哎，瘸？没那么严重，不过石膏拆掉以后再来拍个片子，

137有的情况韧带会偏离一点儿，

138但是没有大影响。

139患者：噢。

140医生：走路正常，

141可能跑起来呀时不时会有一些像有点儿抽筋儿的那个感觉。

142患者：噢。

在例6中，医生和患者对治疗方法可能产生的后遗症进行了谈论。在第133行，患者因为对这骨折以及相应的治疗方法所隐含的风险存在焦虑，所以患者便主动发起了风险交流。显然，医生在134行的回应没能够解决患者的疑虑，于是患者在第135行更为精确地表述自己所面临的风险。面对患者主动发起的风险交流，医生在随后的序列中仔细地解释了患者可能要面对的问题，

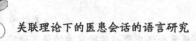

可以说医生的话轮设计在一定程度上消除了患者的忧虑。

总之，当医生觉得有必要，比如说有法律责任，告知患者某一疗法可能存在的风险时，医生通常会发起风险交谈，而当患者自己感觉某一疗法可能存在风险时，为了了解更多的信息，解除焦虑，也会发起风险交谈。无论在哪种情况下，患者往往会发起扩展序列，显示出患者想要了解更多相关信息的渴望，以及患者对医生权威地位的肯定。而且，风险谈论话题的发起有助于患者了解相关疗法的更多信息，从而更好地进一步配合治疗。

（三）风险交流的效果

在临床治疗中，风险可能会是消极的，比如会危及患者的身体功能甚至是生命；风险也可能是积极的，比如会促进患者决定接受某一治疗方法。所以，从医疗风险交谈的效果看，可将其分为不同类型。

1.产生积极效果的风险交流

在医疗风险交谈中，交谈结果可能会对患者的疾病治疗起到积极作用，这就是产生积极效果的风险交谈。

例7选自医生与一位82岁老妇人谈论因子宫内膜增厚造成子宫出血后需要进行子宫切除。考虑到所有的因素，治疗此患者的最好方法就是进行子宫切除，但由于对这一治疗方法了解不足，患者迟迟不愿接受这一疗法。为了说服患者，医生首先阐释了这一疗法对患者的好处，然后进一步阐释了不接受这一疗法可能会带来的风险。在听了患者"我这么大年纪了"后，医生明白了患者不愿接受子宫切除疗法的原因在于，患者认为子宫切除术是要动手术所以感到害怕。因此医生向患者确认"我们这儿是腹腔镜，不开刀"以消除患者的惧怕。在这之后是医患之间2.2秒的沉默，表明患者在某种程度上已被说服。所以，医生也趁热打铁，举了一个与此患者病例相似的另一个老妇人在接受了子宫切除后康复很好的例子。最后，患者终于消除惧怕同意接受推荐的子宫切除术。

2.产生消极效果的风险交流

并非所有的风险交谈都会产生积极效果，有时医患风险交谈会产生并非期望的效果，带来此种非期望效果的交谈就被划分为产生消极效果的风险交谈。请看下例：

例8：

27医生：嗯，我们这是西医院，

28腰椎间盘突出，在我们这有两种治疗方法，

29一种是牵引，一种就是手术。

30对中医的按摩、针灸啦，

31我们不赞成那种治疗方法。

32你这个牵引效果也不太好，我还是建议你做手术吧。

33患者：做手术是不是不好啊，因为是腰部嘛，

34会不会牵扯到神经？

35医生：嗯，应该没什么问题，

36因为我们医院也做了好几百例椎间盘手术了。

37患者：嗯嗯。

38医生：目前还没有患者在这方面反应有问题，

39效果还是挺好。

40（停顿4.0秒）

41患者：嗯，这毕竟是手术，还是有点担心。

42医生：手术对患者来说肯定有点担心。

43患者：对。

44医生：但是其他的治疗方法效果也不是太好，

45我建议你做手术。

46（停顿3.0秒）

47患者：我还是再等等再严重了的话再过来。

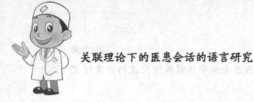

48医生：哦，那你考虑考虑吧。

49患者：噢。

50医生：因为你这个病只有做手术才能根治。

51患者：哦。

52医生：因为你这个椎间盘突出，

53周围韧带已经松弛了，所以做牵引基本上不会有什么效果了，

54只有做手术才是根治的唯一方法，嗯，你再考虑考虑。

55患者：嗯。

56医生：你看什么时候想做了就过来开个住院单就行了。

57患者：好嘞，再见。

例8中，医生与一位被确诊为腰椎间盘突出的患者就治疗方法以及存在的风险进行了交谈。在第27～32行，医生指出，与其他疗法相比，手术是治疗腰椎间盘突出的最好选择，但一听到"手术"一词，患者就在第33、34行、第41行的话语中表示了对手术的担心。后来，尽管医生努力地说服患者接受手术以彻底治好病症，但患者仍不能下定决心接受手术。因此，此次的风险交谈没有产生积极效果。

总之，知道医患风险交谈可能产生积极与消极两种效果，医生应该努力地去实现与患者的成功交谈以达到积极效果，从而使患者及时得到恰当的治疗。

二、作为话题的医患风险交流

医患交际通常可分为六部分：与患者联系（如开始交往），找出患者寻诊的原因（如医生问诊、患者表述、医疗事件或投诉等），进行口头或身体检查（如搜集信息的问询），衡量患者情况（如诊断），详细治疗或进一步检查，结束（如诊谈结束）。在医患交际中，并不能保证每次交谈都会有医患风险这一话题的出现，但是医患风险交谈这一话题在进一步诊疗过程中是可能存在的。

（一）医疗风险话题的提出

医患交际中如何提出医疗风险这个话题可以说是一个重要问题。在特定时间内，交谈双方可能有很多要谈论的话题，如经历、计划、看法等，但绝不可能在会话中随时随地什么都谈到。正如沙格洛史（Schegloff）与萨克（Sacks）所发现的，话题的提起是一种很自然的出现，或者在会话的过程中某一序列位置融入会话当中。

1.话题发起序列

话题发起序列通常被用来在序列开始阶段或某一话题结束后的话题转换点处指引或协调新话题进入有序的话题讨论当中。这一序列包括三部分：话题的发起，话题的提出以及话题的确立，话题发起序列是对相邻对结构以话题为导向的改造。

例9：

01患者：那这不会有什么后遗症吧？

02医生：那要看你的恢复情况。

03患者：不会瘸吧？

（交谈继续）

以上节选属于话题发起序列。其中，患者的话语是话题发起部分，通过提出问题，患者发起了一个有关风险的话题。在第1行的话轮就是话题的确立。我们可以想象到在以下话轮中谈话双方将继续对第2行确立的话题进行讨论。事实上，在话题发起序列中的三个话轮是一个序列结构，话题的发起是"问题—回答"这类相邻对的前件，话题的提出是相邻对的后件，而话题的确立是该相邻对的非最小后扩展。

2.话题指定序列

巴顿（Butto）凯西（Casey）指出交际者可以使用指定话题序列来发起话题，包括项目询问和话题宣布。在医患交际中，发起有关风险交谈的话题可能会采用指定话题序列。以下是两个例子。

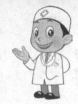

例10：

180患者：这个不会留下什么残疾吧？

181医生：打上石膏以后就尽量不要动哈，

182前15天你最好在床上躺着，

183后15天你再慢慢下地，慢慢走一走。

184患者：平时要说注意点儿什么呀，

185就是静养，跟伤筋动骨的一样吗？

186医生：一样，就是好得慢一点儿，

187没有什么大问题。

在例10中，患者使用了项目询问来发起风险交谈这一话题，在第180行的"这个不会留下什么残疾吧？"中，患者提出两点内容：第一，发话人，即患者本人，表明所提项目是有价值的；第二，所提项目对受话人医生来说是知情的。第一点表示患者对所提项目有所了解，但第二点就表明患者的了解甚少，希望得到医生的详细阐释。因此，项目询问与受话人相关，对于所提项目受话人可能有要表述的内容。

例11：

01医生：明天，就用这个硬膜外给你做麻醉。

02患者：硬膜外？

03医生：啊，硬膜外这个方法知道吗？

04（停顿2.0秒）

05医生：做手术的一个趋势，一种淡麻。

06有些并发症跟你说一下，有些什么情况呢？

07先把硬膜外全麻醉，有低血压就会出现血压骤停。

08误入血管的时候有毒性反应。

09有导管型的神经损伤脊椎损伤、血肿感染啦。

10最严重的就是这些。

11你不一定熟悉啊，但必须得跟你说清楚。

12患者：嗯。

13医生：有一定的风险性，以上风险性听麻醉师给你解释清楚。

14同意就接受麻醉。

在例11中，医生在第1行的话语"明天就用这个硬膜外给你做麻醉"直接宣布了风险交谈的话题，在第2行患者用"硬膜外"做了回应之后。医生在第5～11行继续了这一话题，之后患者在第12行仅用"嗯"做了回应。在整个交谈中，医生可被看作话题宣布者，也就是说，在整个话题的进行中医生是宣布者而患者是接受者，接受者仅提供一些最简短的回应表示自己在听，同时推动话题的继续。

话题宣布序列与话题宣布者相关，这与项目询问序列中与话题接受者相关形成对比，上例也显示了话题宣布的特点：第一，话题宣布者，此例中是医生，具有与所宣布话题相关的第一手信息；第二，尽管话题宣布是与话题宣布者相关，但此例中的医生也努力引导患者去了解所谈风险的各个方面。这表明话题宣布者——医生肯定有信息告知，而且表示话题接受者——患者在听取这些信息。

（二）医疗风险话题的结束

Schegloff & Sacks指出话题结束可能包括：①安排。例如，给指示，安排会面时间，发出邀请等。②重提会话中先前提到的某件事务，特别是对先前约定的重提（如"周三见"）。Button指出话题结束的序列类型可能引发进一步对此话题的谈论或另一新话题，从而开始新的会话。作为一种话题交谈，医患风险交谈在结束话题时也表现出以上特征。如下例所示：

例12：

55医生：啊，因为你跳得快了，它必然要供血不足。

56患者：啊。

57医生：心情不好也会供血不足，所以为什么我叫你注意了，

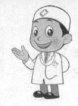

58不是，要犯的话，一生气，一个脑出血一个心肌梗死，

59我可不是吓唬你啊，听见了吧。

60别管闲事，管自己吧，别人你管不了（睁一眼闭一眼），听见了吧？

61患者：撵不出去。咱养下的哪能撵出去。

例12中，医生告知患者有"供血不足"的风险，在医生要结束风险交谈时在第57～60行做了一些安排。更具体地说就是她给了患者一些建议，如"别管闲事，管自己吧"，希望患者能避免所述风险。

三、改进医患风险交流

医患风险交流的一个基本目标是帮助患者更好地了解所面临的风险，从而相应地接受最有效的治疗方法。然而，在大多数人的意识中，风险被错误地与损害和危险等同起来，而且这一误解经常妨碍患者接受医生推荐的最合适、最有效的治疗方法。因此，要求医生掌握有助于医患交际的交谈技巧显得尤为重要。本书得出了以下具体可行的可能促进医患交际的一些建设性策略。

（一）帮助患者理性面对风险

从本书收集的语料来看，大多数患者对风险的理解都是出于主观的而非基于事实的，都是非理性。对于如何帮助患者理性对待风险的建议如下。第一，医生可以通过鼓励患者自由交谈了解患者对相关风险的看法。例7中，经过交谈，医生明白患者迟迟不愿接受所建议的治疗方法的原因，即患者以为她需要冒动手术之险，于是医生便向患者解释了治疗的方法，并使患者确信治疗中不会出现手术刀。第二，从积极与消极两方面表述风险的可能性，如生存与死亡的概率，产生与不产生副作用的概率等，但绝不要光讲消极方面的。第三，帮助患者在思维中建立几乎所有治疗方法都有风险这一意识，这不仅反映了医学科学，也更有助于培养医患之间的和谐关系，而且也助于防止某些患者以为有完全无风险治疗。这样，有助于医生使患者确信无论选择哪种疗法，所有医务人员都会尽最大的努力帮助患者康复。

（二）有效的风险利益评估信息和交谈技巧

正如Edwards等指出的，需要对医生进行关于如何与患者进行风险交谈的知识培训。从例7和例8中不难看出，因为对手术治疗的局限了解，患者普遍认为手术就意味着重大风险，结果是患者把手术作为最后选择，也就是说，在别无选择的情况下才会选择手术。因此，要想提高医患风险交谈的质量，特别是在手术治疗风险交谈方面，医生不仅应该接受关于医疗风险知识的专业培训，而且应该接受交际技巧的培训。

四、小结

作为医患交际的重要部分，医患风险交谈越来越引起人们的重视，有效的医患风险交谈是告知患者治疗方法中相关风险的基础，然而近来医生在学习这一交际技巧方面却落后于其他专业。本研究经过对医患风险交谈的深入分析，发现了解医患风险交谈的方法能有效促进交谈的顺利进行。

本研究以从中国医疗机构收集的医患风险交谈为语料，用会话分析探讨了医患风险交际。会话分析是对交往中的会话的研究，通常是对机构性会话或者随意性会话中出现的秩序、结构以及序列模式的描述。所有这些特点使得运用会话分析研究医患风险交谈成为可能。尽管不同的人会对风险的定义有不同的理解，本书中，任何对可能性的量化衡量，不论是患某种疾病的可能性，或是诊断正确的可能性，或是因为某种干预而使得风险减小的可能性，都被视为风险范畴。

本研究根据不同的标准对风险交谈进行了分类，同时对不同类别的风险交谈进行了具体分析，对风险交谈的主题组织进行了探讨，并提供了有助于促进医患风险交谈的建设性建议。

第三章

关联理论下医患会话中关于生活方式交流的语言研究

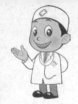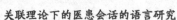

多年以来，生活方式一直是个很流行和热门的话题。加拿大卫生大臣拉隆达（Lalonde）在其发布的关于"健康新视角"的报告中强调生活方式是影响健康的重要因素之一。许多西方国家的政府都重新分配了健康和医疗服务的资源，把重心从昂贵的紧急治疗转移到了疾病的预防上。国际上广泛赞同Lalonde的提议，被认为是"公众健康的复兴中一个真正重要的里程碑"，"考虑卫生政策的一个转折点"，和"'新'的公众健康行动出现的标志"。2015年，我国卫生部疾控局、全国爱卫办、中国疾控中心共同发起了全民健康生活方式行动，提倡合理膳食、适量运动、戒烟戒酒和心理平衡，同时倡议将每年的9月1日定为全民健康生活方式日。

健康观念和医学模式的变化源自这样的事实：抽烟、不健康的饮食和缺乏体育锻炼是导致多种慢性疾病的传统危险因素。随着社会经济的发展，人们生活条件的改善和生活水平的提高，人口老龄化趋势的加速，以及工业化程度的提高，人类正经历着从传染性疾病向慢性非传染性疾病的转变过程。目前，严重威胁人类健康的疾病，并非是一种或几种致病微生物引起的，而主要是不健康的生活方式和环境因素所致，人们把它统称为"生活方式病"，主要包括心血管病、各种癌症、肺部疾病、糖尿病和骨质疏松症。生活方式成为人类健康直接的制约因素。世界卫生组织（WHO）庄严地向世界宣称，"生活方式疾病将成为全世界的头号杀手，发达国家和发展中国家的死亡原因大致相同，都是生活方式病"。因此，避免危险的能力取决于选择一种减少不健康和疾病的生活方式的能力。因为生活方式病的发生和发展，非一般传统的医疗技术和药物所能控制和预防的，只能从人们的行为着手，提高人们的健康知识水平和自我保健能力，激励人们采取有益于健康的行为，树立健康的生活方式，避免危险因素。

早年艾德森（Adamson）等人就调查了患者对医生谈话的意见。调查结果表明患者期待关于身体健康和生活方式的建议，尤其是与饮食有关的意见。Coulter的研究也表明医患交际过程中患者希望听到关于健康的生活方式的建议。因此，有关生活方式话题常出现在医患交际中。医生不仅能够帮助患者治疗疾病，而且应该教育他们远离不健康的生活方式，改变不科学的生活方式，享受健康的生活。

Russel与Roter总结了五种生活方式话题：抽烟、饮食或控制体重、体育锻炼、喝酒和压力。玛丽塔·约翰逊（Marita Johanson）等人使用了这样一些话题来研究生活方式：职业生活、家庭生活、体育锻炼、饮食习惯、香烟、咖啡、睡眠习惯、居住条件、食欲或体重、压力、性习惯、酒精和毒品。本文对生活方式话题的类型划分如下：抽烟、喝酒、压力、睡眠情况、吃饭习惯或体重控制或营养、体育锻炼或不活动、工作情况、衣着、交通、居住条件、婚姻状况或性习惯及性传播疾病（包括家族病）、毒品和卫生习惯。这里所说的饮食习惯或体重控制包括任何提到患者的饮食或者需要患者改变饮食的情况，无论是与体重控制有关还是与其他的诸如钠、胆固醇和钙有关的情况。另外，患者的食欲状况也包括在内。患者的大小便情况也被认为是与饮食有关的生理反应。体育锻炼包括患者的锻炼习惯和程度。但是，对于患者受伤后因为恢复需要而进行体育治疗或者拉伸练习，是不属于这一范畴的。压力广义上指患者的精神愉悦程度，包括心理压力、情绪低落和失望消沉。本文没有区分压力与门诊中常说的精神病状态。婚姻状况传统上被分为单身（独居、离异、守寡）和已婚（已同居者）。女性患者常会被问及是否生育，有无流产经历，以及她们的月经情况。家族病被认为是通过性遗传的疾病。

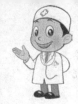

第一节　生活方式的概念

生活方式的概念可以被追溯至古典社会学理论家，如马克思、凡勃伦和韦伯等。他们把生活方式看作社会阶层体系的一部分，生活方式是个人行为的一种模式，也是属于某特定群体的标志，从生活方式可以预测未来将要构建的生活。到了20世纪80年代，社会理论学家、社会决策和健康宣传的理论学家开始提炼生活方式的概念。吉登斯（Giddens）把生活方式看作是高度现代化的一个基本的特征，因为生活方式暗示了多元可能性中蕴含的选择性，而且生活方式是被选择而非传承的。他给生活方式下了这样的定义：在一个未知的充满危险的社会里提供了一系列给人以统一和本体安全感的习惯和方向。然而，如同古典理论学家一样，他也承认，对于任何个人和团体来说，生活中可能发生的事制约着生活的选择。

然而，大多数词典直到20世纪70年代后才开始出现了"生活方式"的词条。生活方式的两个定义：由奥地利精神病专家阿德勒构造的一个词，它是个人在成长过程中使用的成就个人满足感和构建个体身份的一种精神方法；个人生活的方式，如穿衣、习惯、友情等。其中，第二种定义概括了社会医学论文中使用的生活方式的特征，即关于影响健康状况的个人的行为模式。在健康促进方面，生活方式的概念，如同在医学的社会学研究中一样，关注的是个人及组织结构层次的研究。另外，各社会阶层和文化群体在关于生活方式对健康的重要性方面存在不同的观点和假定。社会阶层高的人群认为个人的生活方式习惯如抽烟、饮食等是很重要的，而社会阶层低的人群却强调社会经济因素对健康状况的决定作用，如失业、收入、住房条件等。在本书中，生活方式指与健康相关的任何个人的行为和特征，如体育锻炼、抽烟、喝酒、肥胖等。这个界定与医学文献中的界定是一致的，因为医生和患者在处理特定的疾病时常常谈及这些特定的有危险性的因素。

第二节　生活方式研究的不同方法

一、社会学角度

早期关于生活方式的研究出现在历史唯物主义的著作中。在马克思和恩格斯的《德意志意识形态》中，他们提出"人们用以生产自己必需的生活资料的方式，首先取决于他们得到的现成的和需要再生产的生活资料本身的特性。这种生产方式不仅应当从它是个人肉体存在的再生产这方面来加以考察，它在更大程度上是这些个人的一定的活动方式、表现他们生活的一定形式、他们一定的生活方式"。事实上，马克思和恩格斯在两种意义上使用"生活方式"概念，第一种意义是指把生活方式作为区别阶级的重要指标；第二种意义是认为生产方式决定生活方式，生产方式在更广泛的意义上是人的生活方式的一个方面。继马克思和恩格斯之后，马克斯·韦伯在马克思、恩格斯使用"生活方式"概念的第一种意义上，即把生活方式作为区别阶级的重要指标，进行生活方式研究。以后经过凡勃伦的《有闲阶级论》，该书系统论述了特定的生活方式与特定的社会阶级的相关性。这时生活方式开始成为社会科学研究的重要社会现象，但是生活方式在此时尚未成为专门的研究对象。因为韦伯和凡勃伦对生活方式的注意，主要因为它是区别阶级地位的描述性工具，生活方式被用来说明阶级的差别，是一个从属的概念，而非独立的研究对象。

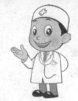

20世纪70年代后期，经过"二战"后的恢复发展，很多国家经济持续增长，社会各阶层的收入分化日趋明显，形成了不同的生活方式，价值观对个人生活方式的支配作用愈见明显。所以，在欧洲的芬兰、瑞典、法国，随后在美国、日本都有一些学者探索用新的视角研究人的生活方式，即生活方式类型的分析。芬兰的罗斯用四个主要指标：生活控制、基本生活印象、个人生活的社会领域和私人领域的区别程度和生活的定向，分析了赫尔辛基附近的一个小城万塔的100名居民的资料，找出了四种生活方式类型：真正幸福的多面型、普通传统型、现代的无内容型和十分不幸型。美国的米切尔从生活方式与其价值观体现之间的关系出发，"类型化"了当时美国人的四大类型的九种生活方式："需要驱动型"（苟活型和维持型）、"外向倾向型"（指给自己设定可行的目标，敢想敢做，这种类型的人在美国占绝大多数，是主流群体）、"内向倾向型"（这类群体的行为方式始终受到自己的价值观念甚至宗教信仰的影响）和"内外整合型"（能够处理好各种因素，力求在自身生活方式中做到既有利于自己，又有利于他人、有利于社会和自然界和谐共处）。日本的并关利明、堀内四郎分析出七种生活体系类型：①积极的生活扩充型（生活革新意识强，余暇活动积极，交际范围广，努力料理家务，读书量也大）；②消极停滞型（回避家务劳动，对余暇活动和修饰不关心，生活中显得懒散）；③勤劳节俭型（喜好家务，勤劳，余暇活动消极，生活缺少享乐，注意储蓄，生活用品使用时间长，没有冲动的购买行为）；④余暇享乐型（外出多，愿接受新产品，革新性强，浪费性也强）；⑤保守市民型（有社交但交际范围窄，勤劳但生活革新意识不强，喜爱购物但不易接受新产品，生活圈子狭小，生活变化不多）；⑥闭锁不关心型（生活没有目标，缺乏社交，余暇活动少，电视机前混时日）；⑦自我规划型（有明确的生活目标，生活有计划，踏实，与人交往不多，看电视也少）。

生活方式类型研究是以个人生活方式为研究单位，运用社会心理分析、调查问卷和历史资料，对个人价值观、生活活动各方面进行特征分析，把具有共同或相似特征的个人归为"群"，各个特征不同的群称为生活方式不同类型的这样一种研究。生活方式类型研究的开拓及其后社会学家提出生活方式类型学，显示生活方式最后成了专门、独立的研究领域，理应在社会学中具有重要地位。现在，生活方式与社会变量之间的关系仍是社会学家研究的焦点，内容涉及了年龄、性别、教育和社会阶级等对生活方式的影响。

总之，社会学领域内对生活方式的研究中社会变量起着很重要的作用。生活方式作为一个经济指标，被用来衡量不同群体的生活质量。因此，社会学领域内对生活方式的研究没有涉及个体的生活方式。

二、消费行为学角度

在第二次世界大战以后，欧洲国家开始把生活方式转化为消费方式来研究。一部分人把生活方式概念转变为可操作性更强的消费方式，其调查对象更加具体，就是各种各样的人的消费方式。这类资料容易获得，代表人物如英国学者厄尔的《生活方式经济学：骚动世界的消费行为》，该书主题是生活方式，调查研究的却是消费方式。另一部分人用消费方式概念替换生活方式概念，讨论主题就是消费方式。

19世纪60年代，生活方式被引入消费者行为学研究领域，成为最重要的市场细分工具之一。拉泽（Lazer）最早研究了生活方式和营销之间的关系。他认为生活方式是"整个社会或社会中群体的独特生活模式"。在经典的消费者行为学教材中，所罗门（Solomon）为生活方式提供了更为具体的定义："一个人花费时间和金钱的方式。"人们会根据自己喜欢做什么事情，如何打发时间和如何花销可支配收入，把自己归入一个特定的群体当中。西方关于生活方式的研究主要集中在四个方面：市场细分、消费者特征描述、生活方式比较分析和生活方式趋势分析。

中国人的生活方式研究相对西方起步较晚，数量较少，而且大部分是来自香港特别行政区和台湾地区的学者。21世纪以来，随着市场经济的大发展，消费水平的大幅提高，关于生活方式的消费者行为学研究渐渐形成。阿

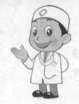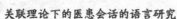

胡维亚（Ahuvia）与阳翼介绍了使用最广泛的生活方式的测量方法——AIO法的理论和应用，针对中国市场的特殊情况，指出对消费者生活方式的深入研究，是现阶段中国营销人在市场竞争中取胜的关键。

总的来说，生活方式被用于销售领域的目的是分析人们的消费水平。这样，根据消费者的消费方式可以把他们分类，销售人员就可以制订计划，使用不同的销售策略。也就是说，生活方式是销售的工具之一，而非这个领域内的研究中心。

三、医学角度

生活方式在社会医学领域使用很多，但是直到1972年才能在"生活方式"词条下检索文章。在1972～1983年期间，所收集的"生活方式"指特定的可以造成疾病和事故性死亡的危险性行为，最常见的有抽烟、喝酒、控制体重和饮食、锻炼、压力调节和使用安全装置（基本的如安全带）。这些文章中使用的"生活方式"是个人层面上的行为干预，而行为干预构成了快速建立增进健康、预防疾病体系的主要动力。个人生活方式的使用已经进入了许多社会医学的各个领域的文献，如健康政策、传染病学、人口学、生物的人类学、卫生服务研究和预防医学。

大多数不健康状况和不良行为方式都源于缺乏基本的矿物质或有害的矿物质过量。常见的健康问题按发病率排列有消沉、过敏、腰疼、关节炎、心脏病和消化不良。易缺乏的矿物质有铬、镁、锌和钙。铝是最常见的有害物质。据研究，这些矿物质的不均衡是由过量食用无营养的精加工的食物，如白面、糖和有害油脂引起的。这样的不良饮食促成了不良的生活方式形成，如抽烟、喝酒、吸毒和犯罪行为。不良的饮食和危险的生活方式引起了流行病，最常见的就是20世纪发病率急剧上升的心脏病。生活方式的调整（饮食和身体活动）是治疗糖尿病和肥胖的基础。生活方式疗法，不包括减肥，是一种有效地控制血压和脂质的方法。另外，对于糖尿病高发人群，进行生活方式治疗（包括适当的减肥）已经表明是一种有效的方法，比服用降糖药或普通疗法更经济有效。

除了关注生活方式疗法，研究人员还在初级卫生保健中对某些与健康有关的如抽烟、喝酒、饮食等生活方式话题进行了研究。

拉尔森（Larsson）等人的研究中关注了医患谈话中的两类生活方式习惯：喝酒和抽烟。研究结果表明，抽烟和喝酒是两个比较敏感的话题，交谈中使用了特别的交际策略来引出这些话题，或提供信息。在75%的谈话中提到了抽烟习惯，30%的谈话中提到了喝酒习惯。多数情况下，对于这些信息的交流是肤浅而零散的。没有证据表明医生试图去影响患者的态度和行为，也没有迹象表明医生试图用医学知识在现场向患者宣讲生活方式习惯与健康的关系。在这一意义上说，潜在的会产生重要影响的面对面的交谈并没有被用来试图去消除这两个引起不健康的原因。

在研究医生与慢性病患者的交谈中，抽烟、饮食或控制体重、身体活动、喝酒、压力五项生活方式话题被提及。对谈话中有关增进健康的部分，研究人员分析了它的内容、频率、程度和流动性。结果发现，医生花费更多的时间频繁地谈论很多增进健康的话题。关于生活方式话题的谈论总计平均花费了20.5分钟，占整个会诊时间的20%。饮食或控制体重是谈论频率最高的话题，接下来依次是锻炼、压力、抽烟、喝酒。压力是最费时的话题，与压力有关的谈论平均花费了6分钟。医生在与慢性病患者谈话中使用的技巧和所做的努力表明医生情愿并有能力建议患者从多方面增进健康。而且，患者在谈话中的参与情况表明，患者对于这些话题有主动性和兴趣。

医生更多地与受教育程度更高的患者和精力更旺盛的患者谈论身体活动和营养方面的话题，因为他们相信这样的患者更可能认识到建议的重要性，并采取行动改变他们现有的生活方式以期有更高的健康生活。医生需要花费更多的努力与不善交谈的患者交流这样的话题。与年龄稍大的人群交流这样的话题尤其重要，因为他们比其他人群更易存在心理和认知方面的问题，这些问题可能会导致他们的慢性病更加严重，还会对他们的身体活动和营养摄

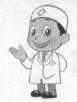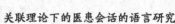

取产生负面的影响。

还有些研究是关于一些敏感话题的。爱泼斯坦（Epstein）等人分析了在初级保健谈话中的关于艾滋病的录像带。他们发现，每次谈话中都会出现"尴尬的片段"，而且医生较多次地避免谈到艾滋病的危害。梅里尔（Merrill）等人分析了医生与住院的吸毒患者之间的交流，发现医生避免谈到患者的疼痛和吸毒相关的问题，他们缺少标准规范的方法，并且在谈话中表现出了不自然。梅瑞迪斯（Meredith）与马涅尔（Marzel）发现医生缺乏与忧郁患者有效沟通的技巧。上面的研究表明，对于某些行为所存在的社会羞耻观念已经影响了医患的谈话，而且对医生选择交流技巧产生了不利的影响。

总体上看，医学界把生活方式看作是与健康有关的行为。研究人员关注某些行为与疾病的关系以及它们之间如何形成这样的关系。另外，生活方式治疗对于很多疾病都很有效。然而，生活方式因人而异，医学界对生活方式的研究没有考虑个人的经济条件和社会地位，所以不能解释个体生活方式差异的原因。

四、会话分析角度

在医学领域对生活方式的研究通常是在一定的语境下，尤其是在初级卫生保健部门中进行的，因为初级卫生保健部门为讨论和分析日常生活中与健康相关的问题提供了合适的背景。早期对初级卫生保健谈话中的生活方式进行研究的是西方国家，美国和北欧国家。Johanson等人后来也进行了一系列的"初级卫生保健中的生活方式问题"研究。

研究人员着重研究在初级卫生保健中谈论生活方式的重要性和谈论生活方式的长度。在美国和北欧国家，生活方式的谈话占了整个谈话的30%～50%。Johanson等人的研究表明，在初级卫生保健中谈论生活方式是整个会诊中很重要的部分。事实上，对于生活方式的交流占据了整个谈话三分之一的时间，医患双方均等地分享这部分谈话时间。

对于谈论生活方式的目的，Johanson等人研究发现，谈论生活方式是最终选择治疗方法的证据来源之一。医生提出多方面的信息，双方能够发现生活方式和医学问题之间存在着明确的联系。

还有研究探讨了在初级卫生保健中如何谈论生活方式。早期资料表明，美国的医生更倾向于深入地谈论生活方式，他们通常会通过"说教"的方式向患者提出建议。与他们相反的是，北欧的医生更注重收集信息，不太情愿向患者提供信息和建议。Johanson等人发现，医生比患者更多地引出和结束生活方式话题，并且他们使用例行公事式的策略来引出话题。与此相反，患者使用交互式的方法发起话题。患者通过援引生活中的例子和使用生活方式话题表达他们的认同。医生把生活方式问题归于所有患者所存在的问题的框架下，他们谈论生活方式是为了解释一类典型的而非一个患者的情况。Johanson等人发现，医患之间的谈话使用了两种策略：家长式和交互式。为了找到病症的解决方案，医患双方都需要向对方了解情况，但是，大多数情况下，医生控制着整个谈话。医生的这种特权源于他们掌握的专业知识和他们在工作上拥有的合法权利。尽管患者没有医生那样的权威，但是他们也有机会运用作为医生工作的对象的权利。患者病症的确定在很大程度上取决于患者对自己情况的阐述。患者还有权利拒绝执行医生所做出的决定。在前人研究的基础上，索邦（Sorjonen）等人发现各国谈论生活方式的模式是不同的。他们以北欧国家芬兰的初级保健部门为背景研究了那里的医患谈论生活方式的模式。他们重点研究了双方如何判定患者的情况是存在问题的还是没有问题的。他们关注的另一个焦点是，当患者的情况被推断为没有问题的情况下，患者如何回答对他们提出的第一个问题。

对于初级卫生保健部门中谈论生活方式的其他研究是很少见的。麦考密克（McCormick）等运用基础理论和会话分析的知识分析了初级保健医生与患者之间关于酗酒的谈话。这些患者被发现是滥用酒精的人。研究结果发现：①患者主动揭露自己滥用酒精，但是医生通常不进一步询问他们这方面

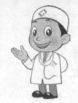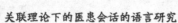

的情况；②对于滥用酒精所提出的建议通常是试验性的、不确定的，这有别于对抽烟者所提出的明确肯定的建议；③在谈论与酒精有关的问题时，医生明显地表现出不自然。医生不停地避免谈论滥用酒精，他们使用了三种方法：突然改变话题、低调处理患者的陈述和深入追问与酒精无关的问题。

总之，从会话分析角度对生活方式开展的研究主要集中在对医患谈话中生活方式话题出现的位置、方式和策略的研究上。研究人员关心会话的组织结构及谈话如何通过序列来完成。然而，这些研究仍然有局限性，还需要深入探讨。

五、前人研究的不足之处

前人对于生活方式的研究多集中于探究生活方式在社会发展中以及在市场销售中的作用。在医学领域，生活方式多被用来研究预防和治疗疾病，从会话分析角度对生活方式进行的研究很少。现有的会话分析方面的研究仅集中于少数几个学者的工作，有很大的局限性。在国内，从会话分析角度研究生活方式的学者和研究特别少。

第三节　医患会话中生活方式的交流分析研究

关于医患交际生活方式话题出现的位置，从北欧和美国的研究发现，在询问病史的过程中医患双方会提到生活方式话题。而另外一些研究发现，在医患交际结束的时候会出现关于生活方式的话题。有时生活方式话题只在体检过程中被提及。也有研究表明，生活方式话题在医患交际中被多次提及，有时在询问病史和体检过程中同时出现，或者在体检过程中和谈话的结尾部分同时出现，或者有时在谈话的每个阶段都出现。

然而，发生在我国医患交际中有关生活方式交流的模式与北欧和美国的模式有所不同。从我们所收集的语料来看，生活方式话题出现在询问病史阶段、描述症状阶段、解释病因阶段和给出治疗建议阶段。本书还得到了与Russel和Roter相同的发现，即生活方式在一次医患谈话中会多次出现。

一、询问病史阶段

在医学诊断过程中，采集病史是诊断的最初程序。英国学者汉普顿等人曾做过一个实验，一般医院对82.5%的患者仅凭采集病史就可做出诊断，需要体格检查帮助诊断的只占8.75%，需要进行进一步的实验室检查帮助诊断的也只占8.75%。Jay也指出，全面采集病史是极其重要的，它是诊断的一部分。医生向患者了解他的病史和病症，以及他的父母、祖父母和兄弟姐妹的疾病背景。患者对这些情况的回答对于医生对患者的症状最终做出分析起着很大的作用。询问病史在诊断过程中如此重要，以致医生经常花费很多的时间询问患者的病史。在这段长时间的交谈中，出现生活方式话题的情况就会很多。从我们所收集的语料看，在这个阶段谈到生活方式话题的句式有两种：疑问句和陈述句。

（一）疑问句的使用

问题—回答序列结构在机构性谈话中较常见，也多见于医患交际中。医生多使用开放式提问来鼓励患者提供更多、更详细的信息。而医生在这个阶段为了能够在有限的时间内收集尽量多的具体信息也会使用封闭式提问。患者常以"是"或"不是"，有时也用一个简单的数字来回答医生提出的封闭式问题。医生在使用封闭式问题提问之前通常已经假定问题所涉及的某些方面与疾病有关，而且医生不希望患者给出详细的信息。在下面的谈话中，医生使用了几个封闭式问题来了解患者及其病史的基本情况。后来，医生又谈到了患者的生活方式，希望从生活方式中找到病因。

例1：

01 医生：你叫什么名字？

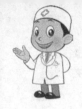

02 患者：段岩。

03 医生：今年多大了？

04 患者：19岁。

05 医生：哪个单位的？

06 患者：机化连。

07 医生：呃，这次来看病主要是觉得哪儿不舒服？

08 患者：右下部不舒服。

09 （停顿0.3秒）

10 医生：右下部怎么啦？

11 患者：疼啊。

12 （停顿0.2秒）

13 医生：呃，疼了多长时间了？

14 患者：十几天，大概疼了有十几天了。

15 医生：十几天啦？

16 患者：嗯。

17 医生：就是说，白天黑夜持续一直疼？

18 患者：对，特别是吃完饭后特别疼。

19 医生：吃完饭以后疼得比较厉害？

20 患者：对。

21 医生：呃，如果说饭后两三个小时觉得……

22 患者：没啥，觉得就是疼。

23 医生：啊——（停顿0.4秒)平时吃饭饮食规律吗？

24 患者：规律。呃，在部队就比较规律，一天三顿都挺有规律。

25 医生：喜欢吃辣椒啊——喝酒啊——葱姜蒜这一类的？

26 患者：不喜欢。

27 医生：不喜欢吃。有没有做过胃镜？

28患者：有。

在第1～6行，医生通过几个相邻对了解患者的基本情况。第7～22行形成一个相对独立的序列结构，在这个序列中，医生询问患者就诊的原因。在第8行中患者轻声、拖长音节，并且结结巴巴地回答医生的询问，却没有把话说完，可以看出这位患者正经受着病痛的折磨。因为第8行患者的话在意义上是不完整的，所以在第9行出现了话轮间沉默。这个话轮间沉默的出现可能表明医生在等待患者继续讲述，完成上面的话轮。于是医生在第10行追问患者究竟有怎样的病痛。在第11行中，患者比较干脆地回答了医生的问题，却用了一个很笼统的词，这再次表明这个症状不方便对这位女医生讲。第12行的沉默表明，医生意识到了患者不愿意详细地谈他的症状。所以，从第13行开始，医生开始询问患者相关的信息，希望从侧面找到原因。在第17行，医生想了解患者病情发作的时间，然后在第18行患者把这个时间段缩小到了吃饭后，这是感觉比较严重的时候。到第22行为止，医生通过询问了解到，患者的反应与饮食有关。

在第23行，医生发出"啊——"，这表明她接受了患者的回答。一会儿沉默之后，医生继续询问"平时吃饭饮食规律吗"，这是一个非最小后扩展，这个非最小后扩展确立了一个新话题。接着，这个新话题被谈论，直到第28行这个序列结束为止。

事实上，这个例子的第18～27行就是关于一个生活方式话题的讨论，涉及了三个方面，即饮食的规律性、食物和饮酒。第23行和第25行是医生对患者比较详细的关于生活方式的询问，出现了两个这方面的话题：饮食和喝酒。医生在第21行的提问中出现了拖音的现象，这表明她可能在寻找和思索患者饮食上可能出现的问题。在第22行，患者又一次提到他的唯一感觉就是疼，他没有其他什么病，这让医生感到无法解释，这从第23行中医生的拖音中可以看出来。但是，医生推断吃饭与他的症状可能有着必然的联系，所以医生只能继续从患者的饮食方面找原因。从第23行开始，医生具体地询问

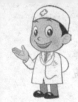

患者的饮食习惯。在第23行提到了饮食规律性的问题，在第25行中又两次提到了辛辣和易发食物。医生的第一个问题因为患者的肯定回答而终止了深入的讨论，而她的第二个问题也因为患者的否定回答而被排除在病症的诱因之外。

在第25行医生的第二个问题中提到了饮食的另一个方面的话题：喝酒。但是这个问题是以插入的形式出现的。在这行中，医生说到辣椒葱姜蒜这一类的，但是在说完辣椒之后，出现了"啊"的拖音，这说明医生出现了片刻的思索，在这个过程中，她突然想到了另外一个诱因，而且是大多数男士可能会有的习惯，那就是喝酒。医生希望患者能给出肯定的回答，从而确定这就是引起疾病的关键原因，但是患者给出了相反的答案。

医生对于饮食的三方面话题的询问都得到了否定的回答，这表明不存在与生活方式相关的病因。所以，医生在第27行中重复了患者的回答，这是她结束谈论生活方式的标志。紧接着，她开始从其他方面（"有没有做过胃镜"）寻找原因。

（二）陈述句的使用

陈述句多用来讲述事实。当患者被问及他们的病史时，他们多使用陈述或来提供相应的信息。

例2：

37医生：这有几天啦?

38患者：哎呀，有段时间啦，反正……这几天来胃

39一直时好时坏，饮食不太规律啊。

40医生：啊。

在这个序列中，患者被问到出现这种状况有多长时间了。在第38行，他感叹已有一段时间了。患者主动提供医生没有询问的信息，他说道"反正"时拖长了声音，表明他有可能在思考、在寻找自身方面的原因，然后他对自己的身体状况给出了一个大概的评价，自己的胃一直不太好。接着，他又指

出自己的饮食不规律。这表明患者对自己的病情和不规律的饮食之间的关系比较明了。接下来在第40行，医生通过"啊"做了一个当前序列的一个最小后扩展，医生就此结束了这个序列。饮食的话题并没有被深入地讨论。

针对不同的病症，医生询问不同的生活方式话题来寻找病因。在下面的例子中就出现了关于衣着习惯方面的谈论。

例3：

01患者：我不知道是不是血管的事引起了这个。

02医生：现在两个腿肚子还不舒服吗？

03患者：腿肚子，（停顿0.5秒）这也不穿弹力袜。

04医生：不穿弹力袜？

05患者：我有，一年多，快两年没穿弹力袜了。

06医生：哦……

07患者：因为当时（血栓），1998年的事吧。

08医生：1998年的时候血栓了？

09患者：唉。

10医生：效果挺好的。

11患者：1998年8月份一直是，到了2005年，秋天开始，我不穿弹力袜的。

12医生：哦。

13患者：到现在，将近两年了吧？

14医生：现在有点症状没有？

15患者：没，没有什么症状，就是吃着药嘛。

16医生：嗯，就是一星期以前才开始发现肿的？

17患者：有10天了吧。

在这个例子的开始阶段，患者就提出了疑问，她对病因感到很困惑。但是医生在未检查之前没有回答她的疑问。医生首先询问患者的身体状况。但

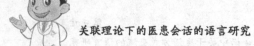

是患者也没有回答医生的提问。她把话题转到了生活方式上，并开始主动谈论自己的衣着。患者告诉医生，她已经很久不穿弹力袜了。在患者看来她的病是由于穿弹力袜引起的，这一点可能以前有其他的医生向她提到过。在这段询问病史的过程中，医生不停地对患者的解释做出回应（第4、6、8、10、12行），他在鼓励患者继续讲下去，建立病症与衣着方面的联系。在第7行，患者谈到她患上了血栓，而这是由于她穿得不合适引起的。在第11行，患者又一次提到自己已经很久不穿弹力袜了，因为她认为衣着的改变和药物的控制（第15行）应该使得她的病得到控制，但是现在旧病复发（第16行），这就是这次就诊的原因。

这个序列的第14行和15行形成了一个相邻对。而第14行之前的这些话轮行都是该相邻对前扩展。在这个前扩展中，患者控制着谈话的进展，并三次提到了关于衣着的话题。在第3行，这个话题被确立。后来在第5行和第11行又详细地解释这方面的情况。患者多次地提到同一个话题表明她认为她目前的病症与以前有所不同。因此，患者关于衣着的解释使得医生排除了衣着引起这次疾病的可能性。

总之，当询问病史阶段出现生活方式话题的时候，医患双方都可以提出这样的话题。医生多用提问的方式来判断生活方式与当前症状之间的关系，而患者都用陈述式向医生解释自己的生活方式，这些生活方式的信息可能引起当前的疾病。

二、解释症状阶段

在医患交际中，患者及其家属常伴有复杂的心理。他们焦虑、紧张、悲观、担忧，不愿相信得病的事实。他们希望将所有的担心都诉说给医生，希望医生尽可能清楚、明确、全面地解释病情和症状。而对于医生来说，他们有责任使患者及其家属清楚地了解发病的原因，并缓解和排除他们的焦虑。所以为了使得双方都满意，当涉及生活方式的话题时，医患双方都使用陈述式来解释病症。

例3：

36医生：这都有关系，（停顿0.2秒）你看，你这二尖瓣狭窄。

37（看片子）

38患者：那我的头怎么疼得这么厉害？

39（停顿0.3秒）

40医生：吸气。

41（做身体检查）

42医生：没听出什么东西。

43（停顿0.3秒）

44医生：头疼啊，头疼就是睡眠不好嘛。

45患者：睡眠不好？

46医生：噢，吃点药。（停顿0.3秒）吃不吃药？

47患者：吃。

48医生：吃，头疼得厉害啊，（停顿0.1秒）头疼得厉害。

49患者：是不是感冒了？

50医生：噢，是呀。那感冒也可以引起头疼。

51患者：昨天跑了一天就感冒了。

这个例子是患者体检完并带回结果希望医生给出建议。但是，检查的结果表明患者患有心脏方面的疾病，而患者并不完全相信。所以在第38行，患者提出了一个问题。她告诉医生自己头疼，并希望医生能够解释一下原因。这就开始了一个讨论头疼原因的序列。第38行和第44行形成了一个相邻对。在前件后，医生没有立即回答患者的问题，直到第44行时才回答，即给出了后件。第39～43行作为中扩展表明，医生没有发现任何可以引起患者头疼的原因。这也表明，医生控制着整个谈话。

通过听诊，医生没有发现什么异常（第42行）。医生轻微的声音，也表明她未能找到原因，心中有所犹豫，她不知该如何解释病因。沉默片刻后，

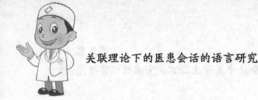

医生在第44行不得不做出一个解释，但是看来并不是一个很具有说服力的解释。医生在说完"头疼"后有一次停顿，这是她犹豫与思考的过程。接着她马上又说"头疼就是睡眠不好嘛"。从语气词"嘛"的选择上可以看出，它表示说话人强烈的自信，表示居高临下的语气。显然，她是为了维护医生的权威。在第45行经过患者的确认后，医生于第46行提出了治疗意见，但是她极快的语速又一次表明了她的不肯定。在第48行医生重复"头疼得厉害"，这让患者也对医生的判断产生了不信任，所以在第49行患者进一步向医生介绍了自己的情况，并在第51行加以肯定。但是对于患者的解释，医生虽然肯定了"感冒也可以引起头疼"，但是仅仅是解释医学上的一般情况而非当前患者的个体情况。

总的来说，第38~51行，医患在谈论头疼的原因，但是没有找到确切的原因。睡眠，作为一个生活方式方面的话题，仅仅被用作一个不太确定的解释（第44行），而且没有被深入地讨论。

在解释病情的过程中，医生比患者有更多的机会解释病因，因为他们拥有专业知识。然而，患者更了解自己的情况，他们能提供很多的信息来帮助医生做出诊断。在下面的谈话中，患者提到了自己的职业和饮食。在她看来，她的职业对她的健康不利。

例4：

25医生：没有发烧，怎么冷成这样？这汗发的。

26患者：就是没吃饭，恶心，就是因为我刚上班嘛，三班倒。

27医生：嗯。

28患者：三班倒吧，不能按时吃饭。

在这个序列中，医生对于这个症状感到困惑，无法解释。因为患者没有发烧，却浑身发冷并大汗不止。第25行和第26行形成一个相邻对。患者向医生解释原因，她认为这个症状跟她的工作有关。因为她三班倒导致了她容易感冒并健康状况下降。在第27行，医生给出了最小后扩展来结束序列，但是患者在第28行进一步解释自己的生活和工作，由于特殊的工作使得她饮食不规律。患者的意图是告诉医生她目前的症状很难避免。

在其他情况下，医患双方都使用陈述式来提出生活方式话题。下面是一位糖尿病患者及家属与医生的谈话。在谈话中，双方对糖尿病的认识比较一致，所以双方的谈话非常活跃。

例5：

104家属：怎么这么多糖尿病呢？

105医生：嗯。

106患者：吃得好。

107医生：生活条件好啊。

108家属：噢。

109（患者笑）

110患者：以后天天吃窝头。

111医生：对，就是呀，过去你像那加工得那么粗，都有皮皮呢，

112它那吸收就差，现在太精了。

113家属：噢。

114医生：全吸收进去了。

115家属：噢，太多了，我们局里一检查，好家伙，全是。

116医生：纤维越多越好，为啥呢？

117家属：嗯。

118医生：它吸收得就少，而且现在人们活动得也少了。

119患者：对，活动少了。

120医生：出门坐车。

在第104行家属向医生提出了一个问题，与此同时，一个新的话题被确立，即讨论为什么会有这么多的糖尿病患者。第104～120行就是围绕这个话题展开的序列。患者家属在第104行提出问题后，医生开始在第105行准备回

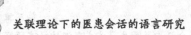
答患者家属的问题。医生拖长了音节的"嗯",表示医生在思考如何回答患者家属的问题。有趣的是,患者还没等到医生完成其话轮,就立刻在第106行给出了答案。而面对患者提供的答案,医生在第107行首先认可了患者的说法,同时接着又进行了修正,因为医生所提出的"生活条件好"显然包括了"吃得好",而且前者的范围明显宽于后者。接下来,医生和患者共同探讨了生活方式的问题。在整个序列中,序列不断地被扩展。而在这些扩展中,医生谈论得较多,通过回答"嗯"和"噢"(第113、115和117行),家属不停地对医生的解释做出回应。这样的序列结构表明医生因为身份和知识的优势控制着整个谈话。同时,患者及其家属积极地配合医生的工作。

在这个序列中出现了三个生活方式话题:饮食(第106、110、111和116行)、体育活动(第118和119行)及交通方式(第120行)。其中,饮食谈论较多较深入。从她们的谈话中可以看出,在我国社会发展过程中,人们的饮食变化非常大。体育活动和交通方式仅仅被提及而未作深入的探讨。在第107行出现的"生活条件"是对生活方式的另一种说法,饮食、体育活动和交通方面的变化正好反映了生活条件的变化。

总之,在解释病因的时候,生活方式话题经常被谈到。不仅医生因为拥有专业知识而有更多机会提出这些话题,患者也有很多机会解释病因,因为患者懂得自己的生活方式在某种程度上会引起一些疾病。

三、提出治疗意见和注意事项阶段

在了解了病情后,医生通常要提出一些治疗意见和注意事项,而生活方式的话题同样也会出现在这些建议和注意事项中。

(一)祈使句的使用

祈使句通常被用来提出建议、警告和愿望。当医生给患者提出一些注意事项时,他们经常使用祈使句,在这些句子中常出现如"忌""不要""要""注意"等词。

例6：（同例3）

01（患者把片子放在医生面前）

02医生：这个，呃，问题不大。

03家属：问题不大?

04医生：就是左侧比右侧差一点，嗯。

05患者：好像有的。

06医生：嗯，有的就是长的，他说有的就是长得不一样。

07患者：嗯。

08医生：你现在最大的问题就是心脏的问题。

09患者：这边。

10医生：那么现在就是——二尖瓣狭窄。

11患者：那我这边都不舒服。

12医生：你这不舒服都和心脏有关系。

13患者：和心脏有关。

14医生：你不要太劳累。你咨询一下心外科，看能不能做手术。

上面这个例子中，医生在第2～7行分析了体检结果后，在第8行得出结论，认为心脏方面的问题最严重。在第9行，患者继续与医生讨论其体检结果。在第10行医生确认患者患有二尖瓣狭窄。在第11行，患者继续描述自己的症状；在第12行医生给出了结论。第11行和第12行形成了一个相邻对。在13行中患者重复了医生的话，表明她接受医生的解释，同时也完成了该序列。在第14行，医生根据患者的症状，给出了生活方式方面的建议，即希望患者不要太劳累，并建议手术治疗。在这个会话中，医生认为过度劳累对心脏有害。生活方式的话题出现在解释了病情后提出治疗建议的阶段。但是，在有的情况下，治疗建议没有出现在诊断之后，而是出现在就诊结束的时候，如下面的例子。

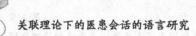

例7：

145医生：你这个得按规律吃，一天两次，一次一粒，吃上一个月啊，好吧？

146患者：啊。

147医生：好吧？嗯。

148（停顿0.2秒）

149医生：注意保养，吃饭要有规律啊。

150患者：噢。

151医生：定期复查，嗯。

在上面这个例子的第145行，医生告知了患者服药方法，对此，患者在第146行通过"啊"给予了回应。"啊"所表示的认可度远远低于"好"或其他类似表达。有鉴于此，医生在第147行再次询问患者是否明白且接受服药建议。但是，面对医生的询问，患者还是没有明确接受，于是在148行出现了0.2秒的话轮间沉默。沉默也许表明患者不情愿地接受了医生的服药建议。就在就诊结束的时候，医生在第149行又提醒患者要注意保养，要保持饮食的规律性。在第150行患者做出回应。事实上，这些建议在前面已经提过，在这里再一次被提出，目的是结束谈话，医生借此希望患者特特别要重视生活方式的调整，通过调整生活方式来治疗当前的疾病。

（二）陈述句的使用

并非所有的建议都是医生提出来的。在一些例子中，患者已经意识到自己将来应该在生活方式方面有所调整，但是他们不是非常清楚该如何去做。当他们主动地告诉医生自己这方面的想法的时候，通常会用到陈述句。

例8：

71医生：我给你开点药，你吃一吃哈。

72患者：吃中药？西药？

73医生：嗯，西药。

74患者：吃西药。

75医生：嗯，好吧？

76（停顿0.3秒）

77患者：那主要靠保养的。

78医生：要保养的。

在上面这个例子的第71～74行中，医生建议患者通过吃药来治疗疾病，但是患者没有明确地表示接受。所以，医生在第75行明确询问患者是否接受他的治疗建议，但是患者还是没有明确地表示接受。这就导致了第76行的话轮间沉默。从患者在第77行有关注意事项的问题，我们似乎可以推断出患者没有明确地表明自己是否接受医生的治疗建议的原因，因为他的注意力在生活方式方面。患者在第77行，首先表明自己的疾病主要是靠保养的。也许是患者意识到治疗建议应该是医生提供，自己的行为也许已经挑战了医生的权威，于是患者马上就问医生自己应该注意什么。在第78行医生重复患者的意见，并与患者的这一提问发生重叠，以至于医生没有听清楚患者的提问而没有回答这个问题，或者他拒绝给出详细的解答。

（三）疑问句的使用

在医患谈话中，患者总希望医生对他们治疗疾病以及将来的生活提出一些建议，所以，他们会把自己感到疑惑的很多事情向医生咨询。

1.开放式问题

患者常用开放式问题来询问建议，这样的问题需要医生进行详细的回答。这样的问题中常出现"怎么""什么"之类的词。

例9：

121患者：这个膳食怎么弄呢？

122医生：维持现状嘛。

123患者：其实呢，就是少吃肉（多限食）。

124医生：吃上二两肉就行。

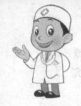

125患者：多吃蔬菜。

126医生：少吃粮食。

127患者：锻炼身体。

128医生：对，活动。

在例9的分析中，患者使用的是一个开放式问题，她希望医生对她的饮食提出具体的指导。医生在122行告诉她可以保持患者目前的饮食习惯。第121行和第122行形成了一个相邻对。接着在第123行，患者重述了医生在第122行给出的饮食建议。在第124行医生明确地限制了患者肉食的摄取量。在第125行患者继续提出她认为合理的饮食。医生在第126行进行了补充。至此都是关于饮食的谈论。在127行，患者把话题转到了另一个生活方式的话题体育活动上。在第128行医生对患者的建议进行了确认。在这个会话中，两个生活方式的话题被提及：饮食和体育运动。在第121行，饮食话题通过提问的方式被提出，在第123～126行，这个话题又被着重详细地谈论和限制。

2.封闭式问题

与开放式问题不同的是，患者采用封闭式问题主要是为了向医生就自己不太确定的事项征求意见。在这样的问题中，常出现类似"行吗""可以吗""有没有别的"的词。

例11：（续例2）

53患者：那我晚上喝酸奶行吗？

54（停顿0.1秒）

55医生：你反酸，你还喝酸奶？

56患者：那算了吧。不行啊。

57医生：嗯（停顿0.2秒），发酸就不用喝了嘛。

58患者：那，那吃点什么啊？

59医生：吃点药吧。

在这个序列中，第53行和第57行构成了一个相邻对。患者在第53行提出问题，即患者晚上是否可以喝酸奶。该问题表明患者希望医生就该生活方式问题给出建议。但是医生并没有很快地给出答案。相反，在第55行和第56行出现了该相邻对的中扩展。在第55行中，医生以反问的方式表示患有这种疾病的情况下喝酸奶是不适宜的。第56行患者回应了医生的反问，自己得出了第53行问题的答案。接着，医生在第57行才真正回答了患者在第53行的问题，构成了一个完整的相邻对结构。

封闭式问题有时候也会出现在医生通过祈使句对患者提出建议之后，如下面的例子。

例12：

09医生：行，完了咱们抽个血，化验一下。

10如果血量高的情况下就得输液，如果还有，需要局部换药，换药以后还得切开引流，

11将来以后做第二次手术。

12患者：嗯，好的。

13家属：呃，那医生，他做了手术以后

14对这个有没有影响？

15医生：呃，如果上火很容易引起这个病。

16这个病主要是上火引起的。

17患者：嗯。

18医生：平常注意的是饮食。

19再一个，干活不要太劳累。

20患者：嗯。

21医生：平时忌辛辣，注意卫生。大便以后可以洗一洗。

22（停顿0.3秒）

23患者：其他方面还有没有别的？抽烟啦、喝酒啦？

24医生：忌烟酒。

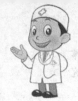
25患者：嗯。

26医生：多喝水。

在上面例子中的第9～11行中，医生对患者的病情给出了治疗意见（等待做手术）。医生的结论令家属感到担心，所以，患者家属在第13、14行提出了疑问，并且这个问题被确立为接下来讨论的话题。第15～26行形成一个序列，谈论手术后应该注意的方面。在第15行，医生试图解释手术后的情况，但是，他在清嗓后把话题转移到了病因上。医生把问题的答案留给了患者，他说这取决于患者的状态（上火与否）；继而，医生继续解释道，这个病是由于患者上火引起的。之后医生进行了非最小后扩展，医生试图解释疾病与患者的身体状况之间的关系。在第20行，患者继续进行最小后扩展。然而，医生在第21行使得这个后扩展进一步深入发展。第18～21行都是医生对患者提出的建议，这些建议都是以祈使句的形式给出的。

在这个序列中，出现了四个生活方式的话题：饮食、体育锻炼、个人卫生和抽烟。在四个方面的生活方式的话题中，饮食提到了三次，并且三次都是由医生提出的。其中，在第18行医生提到要注意饮食，但他没有详细讲到应注意哪些方面，就迅速转到第二个话题上，而没有告诉患者如何注意饮食。但是，在第21行，医生又从第二个话题回到第一个话题，即饮食方面，他认为应该是不要吃辛辣的东西，这是上火的直接起因，所以医生不得不从第二个话题又返回到第一个话题上来。但是，他这次又没有彻底地说清楚饮食话题中应该注意的方面，所以，在第26行，医生又一次提到饮食上还要注意多饮水，这也是预防上火，避免诱因的很重要的方面。医生提到饮食上需要注意的三方面。医生还提到了两个生活方式方面的话题：体育锻炼和卫生习惯。医生认为患者应该避免太多的体力活，多休息。而且，对于顽固性的皮肤病，个人卫生是很重要的。

第23行中谈到的是另一个生活方式方面的话题——抽烟，以及饮食的另一方面，喝酒被提到，这是经常会同时被提到的话题。但是，与其他话题不同的是，这两个话题是由患者提出的。患者希望医生能够再具体地提出其他需要注意的方面，他列举了抽烟和喝酒这两个方面。在第24行，医生马上对患者提到的这两个方面进行肯定。随后，患者在第25行表示接受。从另一个角度来看，这位患者是一位既爱抽烟也爱喝酒的人。

总之，在病情被诊断出后，生活方式话题作为治疗建议和将来的注意事项被提出来。医生使用祈使句告诫患者及其家属避免或者坚持做一些与生活方式相关的行为。而患者多使用开放式问题和封闭式问题向医生征求建议或征求医生的同意。

四、多阶段的出现

在同一个医疗就诊中，关于生活方式的谈话有时会出现多次，或者出现在不同的位置。

例13：

26医生：（停顿0.2秒）做什么工作的？

27患者：哦，做办公室工作的。

28医生：经常用电脑，（停顿0.2秒）电脑病。

29患者：时间也不长，工作才一两年呀。

30医生：一两年就够。

31患者：以前上学的时候就那样。

32医生：现在吃点儿药，缓解一下。

33另外你用电脑每次时间不要超过一个小时。

34到一个小时活动活动，休息5到10分钟然后再继续，对吧？

35患者：嗯。

36医生：（基本上一天）不要老坐着，参加点儿活动啊。

37（停顿0.1秒）

38患者：嗯，是有一年的时间啦（停顿1.0秒）先拍了个片子，

39让牵引，当时没有牵引。

40医生：哦，不要牵。

41（停顿0.2秒）

42医生：多大了？

43患者：25（停顿0.1秒）。

44医生：嗯，（停顿0.7秒）。能不能（刷医保）？

45患者：能。

46（停顿1.0秒）

47医生：主要靠运动了。

48（停顿0.1秒）一个是吃药，一个是刚才我跟你说的那个，用电脑要注意。

49（停顿0.2秒），要参加体育活动。

50这样的话，它以后就不会再犯了哈。

51（医生开处方）

52医生：三楼拿药啊。

上面这个例子的第26和第27行是一个"问题—回答"类相邻对。这个相邻对出现在询问病史阶段，患者的职业被问及。在此之前，医生询问了患者的症状，因为医生怀疑患者的疾病与他的职业有关，所以，在第26行医生便询问患者的职业试图找到病因。第27行患者的回答证明了医生的揣测。于是，医生明确表示患者的特殊职业引发了他的疾病。

而第32～38行是关于治疗建议的序列。在第32行医生开始为患者提出治疗方法和治疗建议。在第36行，医生希望患者多参加体育锻炼，避免久坐。在第34行和第38～39行，患者通过简短反馈来表明自己接受了医生的治疗建议。有趣的是，患者在第38行进行简短反馈后，还主动提供了以前的治疗信息，医生对此进行了反馈。医生在第47～50行再一次重复了治疗建议，我们可以把这个话轮看作是一个结束前序列的前件。在上面的这个例子中，提到了两个生活方式的话题：职业和体育锻炼。在第36、47和49行中三次出现了体育锻炼，这表明不健康的生活方式确实可以引发一些疾病，所以改变不健康的生活方式对疾病的治疗很重要。

从上面的分析中可以看出，生活方式话题通常出现在三个位置，即询问病史阶段、解释病情阶段、提出治疗建议和注意事项阶段。提出生活方式话题的方式有三种，即疑问句、陈述句和祈使句。医生和患者都可以提出生活方式话题，但是医生提出的机会多于患者，尤其在解释病情的过程中。

五、小结

在迈亚、莉娜、索伊宁（Maija、Leena、Soijonen）等人发现的各国谈论生活方式的模式不同的启发下，本章探讨了医院门诊谈话中谈论生活方式的模式。分析结果表明，在医患交际中的生活方式通常出现在询问病史的过程中，解释症状的过程中，提出治疗意见和注意事项的过程中。提出生活方式话题的方法有三种：疑问句、陈述句和祈使句。研究结果表明，国内门诊谈话中谈论生活方式的模式与北欧国家的模式有相似之处，即医生通常控制着话题，但是患者也有提出和参与话题讨论的机会。另一个相似之处是本文中的医生也对谈论生活方式很感兴趣，他们利用生活方式方面的信息来判断患者的病情并进一步做出相应的治疗。患者向医生提出关于生活方式的问题，希望医生给出解释并提出注意事项。

但是，在这里，医生通常会直接建议患者需要改变他们的生活方式，这不同于北欧和美国的情况。美国的医生在提出建议时采用迂回而有道德的口气，而北欧的医生不太愿意对患者提出建议。本书涉及的生活方式范围很广，包括了衣食住行等各个方面，但是没有涉及对毒品的谈论，这是因为文化的差异导致的谈话内容的不同。

第四章

关联理论下幼龄患者病情询问的语言研究

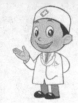

第一节 关联理论下不同年龄患者病情询问的理论研究

尽管医患交际最初是在儿科展开的，但是儿童的言语很少引起学者的关注，大多数研究都侧重于医生与成人之间的交流，即使患者是儿童，其所说话语也经常被忽视。在儿科，患者指的就是患儿的父亲或母亲，通常是母亲。因此，患者和其父亲或母亲的称呼会被交换使用。前人研究几乎没有关注过医生与孩子的交流或者第三方在儿科交际中存在的影响。然而，儿童在医患交际中的作用具有理论和临床意义，值得关注。并且儿童似乎比通常所认为的更能理解健康和疾病的概念。医生和儿童患者直接交流有助于改善他们之间的关系，从而使儿童接受治疗并对医生表示满意。可见，儿童和其父母在医患交际中具有同样重要的作用，并且越来越多的人开始承认儿童应该对自己的医疗保健做出决策。事实上，很少有人关注儿童在医患交际的参与和决策权。

病情询问是医患交际中必不可少的组成部分。从医生角度讲，通过询问可以得到与患者病情相关的重要信息，从而做出诊断并提供治疗。从患者角度讲，询问使得他们有机会叙述与症状有关的信息，获得表述的机会和权利。可见，询问对于医患双方都是至关重要的。然而病情询问还尚未引起学者的关注。

本研究以发生在儿科诊室的医患交际录音及其转写材料为基础，以会话分析为研究方法，探讨儿科诊室医患交际中出现的三种病情询问发起类型，以及两种不同病情询问发起的方式；分析病情询问回应的两种类型并对病情询问回应进行分析，进而解释其中原因，并进一步发掘儿科医患交际中关于病情询问的典型特点。

本研究的出发点如下：第一，目前国外已有大量儿科医患交际的文献，而国内学者尚未关注这个领域。尽管国内学者已在医学领域展开了医患交际的研究，但在语言学领域还是一片空白。因此，本研究旨在鼓励中国学者研究这个课题，尤其在语言学领域。第二，尽管医患交际最初在儿科开展，但是儿童所说话语很少引起学者的关注。大多数的研究都侧重于医生与成人之间的交流，即使患者是儿童，其所说话语也经常被忽视，这些是国外的研究成果。中国的现状如何呢？通过此研究，我们可以了解中国儿科医患交际的现状，从而丰富儿科医患研究的文献。第三，儿科文献中没有儿科病情询问的相关研究，通过本研究可以充实儿科医患交际的研究。第四，本研究基于发生在儿科门诊的医生、父母和儿童之间真实交流的语料，进行会话分析研究，旨在引起医生和父母对儿童话语的关注，从而消除医生与儿童患者之间交流的障碍。

儿科医患交际的研究可以追溯至20世纪60年代。Korsch对医生的表达是否可以获得家长的满意和顺从进行了研究。他发现有五分之一的家长认为自己没有得到明确的医疗信息，Korsch建议医生应给予父母保证和解释。Korsch的研究表明，医学术语的使用并不总会导致医患之间的误解。在20世纪70年代初，Freemon等围绕Korsch的研究问题展开了再一次的探讨，支持了Korsch的发现。在20世纪80年代，Tannen与Wallat探讨了医生如何处理医患谈话中的冲突性需求。他们认为医生应该针对不同听众选择不同的语言框架：面对儿童患者，医生采用妈妈的语气跟孩子说话，面对儿童患者父母，医生运用协商的口气交流。此外，他们认为语言框架应用不当可能导致误解的产生。Worobey重点研究了医生如何使自己所说话语的形式和内容适应不同的听话人，其研究说明医生跟儿童的交流超过与其父母的交流，分别占63%和37%；医生往往直接向儿童提出询问；医生通常使用不同风格的谈话方式：对儿童采用友好的交谈，或温和的权威性的交谈；而对父母则采用协商的交

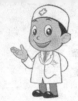

流方式。Aronsson与Rundstrom探究了谁控制儿童患者在医患谈话中发言权的问题。他们的研究表明，在医患交际中医生的话语占58%，家长占34%，而儿童仅占8%。父母有权利排除儿童参与会话，因为52%分配给儿童患者的话轮都被父母所干涉。在20世纪90年代后期，Meeuwesen与Kaptein描述和比较了为期15年的儿科医患交际，并得出结论：儿童的发言权增加了，因为儿童采取更多主动性的交流方式，医生也更加频繁地与儿童会话。Dulmen的研究发现，虽然医生询问儿童患者的诸多问题中，只有一小部分是针对儿童询问的，医生与儿童患者的沟通随着儿童年龄的增长而增多。2016年，Tates与Meeuwe Sen就以下三个问题展开了研究：儿科医患交际中的话轮转换模式在定量控制、话轮控制和战略控制方面具有什么特征，多年来话轮转换模式是否发生变化，儿童年龄在三人组合中如何影响话轮转换模式等。他们发现成人参与者具有定量控制和话轮控制的能力，而父母则具有强烈的战略控制行为。儿童患者通过干涉成人间的交流积极参与会话。儿童的年龄似乎是儿童参与程度的重要指标，年龄较大的儿童采取更多的主动行动，并且随着儿童年龄的增加，医生分配给父母的话轮逐渐减少，与儿童的交流随之增多。就整体而言，前人的研究是从关系、结构和内容三个方面进行的。

从关系方面来讲，医患交际中患者通常有两种需求：知情的认知需求（需要了解明白）和严肃对待的情感需求（需要感到被理解）。因此，医生也应具有两种关系技能：工具或与回应有关的技能和感情或社会情感行为。工具行为涉及提问问题和提供信息等技能；而情感交流的目的是反映感情，表达同情和关心。医生和患者之间的成功交流取决于患者的具体需求和当时谈话的目标，其特点表现为工具行为和情感行为之间的平衡。从结构方面来看，不对称问题是医患关系研究的主题之一。当患者为儿童时，不对称问题就尤为明显，因为儿童面临成人和机构的双重控制。在序列发起和回应方面，交流组织和构建方式可以反映出不对称性。会话中的话轮转换是定义和建立关系的重要因素，为探索参与者之间的不对称程度提供了机会。从内容方面来看，与以上两方面相比较，医患交际中参与者语言行为的内容受到的重视较少。谈话时，参与者使用恰当的医学和心理学术语，但是似乎医生和患者可能把同一术语理解为不同的含义。医学术语逐渐趋于日常化，但围绕术语的理解所产生的误解却依然存在。

总之，现有的研究集中在儿科医患交际的不同方面，因此，相关的知识和发现非常零散而缺乏整合。与关系和结构方面的研究相比，很少有人注意参与者的语言行为的实际内容。在本章中，我们将注重儿科医患交际的不同知识间的互补性，优先考虑交流内容，即病情询问，从而以汉语语料为基础全面研究儿科医患交际。

第二节　病情询问的定义及发起

不管什么样的医患交际，在诊断过程中都会出现这样或那样的询问，其目的旨在寻找背景信息，包括患者过去和现在的医疗条件、父母、兄弟姐妹的健康状况及患者的心理和生活方式等方面。这些询问有时会出现在一个系列内，构成一个咨询活动，我们将这一活动命名为病情询问。

病情的询问通常由医生发起，且通常出现在医患交际的开始阶段。因为医生需要通过提问在最短的时间内获取与患者病情的相关信息，从而为做出诊断和提供治疗奠定基础。例如，在下面的例子中，医生在医患交际一开始的时候就发起询问，妈妈根据医生询问的类型进行了回答。

例1：

01医生：怎么了？

02妈妈：嗯这孩子这两天有点吐，吃点儿东西就吐。

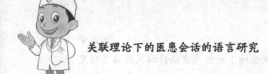

03嗯，昨天喂了点那个喝的药水，好了点。

一、病情询问的类型

病情询问往往以疑问句的形式出现。有疑而问的叫询问，无疑而问的叫反问。在医患谈话过程中以询问为主。提问的手段包括语调、疑问词、语气副词或疑问格式，其中语调是不可或缺的。根据表示疑问的形式特点和语义特征，疑问句可以分为四类：是非问、特指问、选择问、正反问。

（一）特指问

特指问指用疑问代词或由它组成的短语来表明疑问点的方式。医生采用特指问是希望患者或其家属能够就疑问点做出回答，话轮往往采用升调。在下面的例子中，医生就患儿的年龄进行询问，希望妈妈能就疑问点做出简洁而明确的回答。

例1：

62医生：多大了？

63妈妈：4岁，3岁9个月了。

（二）正反问

正反问是由谓语（V）的肯定的形式和否定形式并列构成的。经语料分析可粗分为三种句式：①v不v；②v不，省去后一谓语；③先把一句话说出，再加上语气词"哈、吧"一类问话形式。

例2：

42医生：咳嗽不咳嗽？

43妈妈：不咳嗽。

出现在上面例子第42行的询问属于正反问的第一种句式。妈妈只需选择其中一项作答。有时候医生的询问往往会优先某种回答，如下面例子的第112行，医生问"她原来是不是肚子疼？"从语气语调及语义上判断，医生倾向于得到肯定的答复，而且在第113行叔叔给予了肯定的答复。

例3：

112医生：她原来是不是肚子疼？

113叔叔：欸，对。

但是，患者并不总会给予医生期望得到的答复。如在例4中，医生期望优先得到患者没有吐的答案，而实际上妈妈做了否定回答。这个例子属于正反问的第三种句式，用语气词"吧"表示询问。

例4：

114医生：没有吐吧？

115妈妈：吐了。

下面这个例子属于正反问的第二种句式。医生只就疑问点提问，没有优先倾向某种回答。

例5：

19医生：去眼科看了没有？

20爸爸：没有。

（三）是非问

是非问的结构像陈述句，只是要用疑问语调或兼用语气词"哈""吗""吧""嘞"等，而不能用"呢"。它一般是对整个命题的疑问。回答是非问句，只能对整个命题做肯定或否定，用"是""对""嗯"或"不""没有"等做答复，或用点头、摇头等身势语回答。如下面例子的第26行，询问者用上升的语调表示疑问。

例6：

26医生：生下就是这样？

27妈妈：生下就是。

询问句式不同，得到的信息量也不同。我们发现在医患谈话过程中，特指问、正反问出现的频率比较高，是非问次之，选择问几乎不出现。因为与是非问、选择问相比较，通过特指问、正反问得到的信息更多。

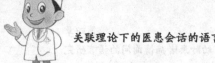

二、病情询问的会话分析

病情询问有两种，一种是开放式询问，另一种是封闭式询问。Roter与Hall发现封闭式询问比开放式询问更为普遍，但是封闭式询问却极大地局限了患者的参与。他们得出结论：封闭式询问占主导地位表明在医患交际过程中医生控制谈话及患者，因为长期以来"以医为尊"的求医意识根植于医务人员的心里。同样，米什勒（Mishler）认为，通过使用封闭式询问，医生典型地把生物医学界与患者的个人生活世界隔离开来。对比之下，开放式询问表明医生鼓励患者用自己的语言叙述与病情相关的个人生活经历。

例8：

01医生：怎么了？

02妈妈：孩子7个月了，

03大概3个月前吧他打了预防针，

04就打了（力百败火）加强型，

05打完以后回来就发烧的特别厉害，

06烧了两天两夜，

07后来吃了那什么……

08爸爸：40℃。

09妈妈：将近40℃，39.7℃。

10然后就吃了点药，

11吃了以后现在倒是不烧了。

12但就是非常不好。

13一直哭闹一直哭闹，

14也不知道他哪儿不舒服。

15（停顿0.1秒）

16爸爸：还拉得稀。

17妈妈：嗯，昨天拉了两回吧，

18第二回就往外喷，

19抽抽地往外喷。

20（医生举起听诊器）

21爸爸：解开要听了。

在上面的例子中的第1行，医生的询问"怎么了"是一种开放式询问。在第1～21行中，医生仅仅占有了一个话轮，而父母的话轮占了绝大多数。这说明医生采用开放式询问往往会把讲话的机会让给患者及其家属。然而在医患谈话中，医生为了维护自己的权威，通常会用封闭式询问。如下面的例子，在第3、5、9、11、19行中，医生的询问限制了患者的回答。第3行医生只问持续时间，第5行问是否只有脚底板有，第9行问肚子有没有疼，第11行确认有没有肚子疼，第19行问是否感冒。所有的询问都很简短，这决定了患者的回答只需最小回应。

例9：

01医生：怎么了？

02（患者抬起脚来让医生看）

03医生：多长时间了？

04妈妈：20来天了.

05医生：就是脚底板有？

06妈妈：腿上。

07儿童：小腿。

08妈妈：小腿也有的。

09医生：嗯，（停顿0.1秒）肚子疼了没有？

10（停顿4.1秒）

11医生：没有肚子疼？

12妈妈：嗯。

（省去多个语轮）

19医生：最近感冒了没有？

20妈妈：没有。

如果患者在回应后加上后扩展，医生往往会阻止。如在下面例子的第3行中，医生问"咳嗽几天了"，可妈妈在第5行说"吃了一个多礼拜了"。这与医生所问不相关，所以在第6行医生打断了妈妈的话，两人所说的话出现了重合。重合的出现使妈妈停止叙述，并在第7行回答了医生所问。由此，在接下来的第10～24行中，妈妈简单回答医生的问题，没有后扩展，如第10～11行、第13～14行、第20～21行、第23～24行。

例10：

01医生：怎么了？

02妈妈：夜里咳嗽，吃了药。

03医生：咳嗽几天了？

04（停顿0.8秒）

05妈妈：吃了一个多礼拜了。

06医生：不问你吃的，你就告我病史，哈？

07妈妈：一周。

08医生：一周。

09妈妈：哦。

10医生：还有什么？伴随的症状还有什么？

11妈妈：就是咳嗽。

12（停顿0.1秒）

13医生：有没有鼻塞？

14妈妈：有点。

15（停顿0.3秒）

16妈妈：有时候有点塞。

17（停顿0.2秒）

18医生：鼻塞。

19妈妈：嗯。

20医生：大便干不干？

21（停顿0.5秒）

22妈妈：不干。

23医生：大便正常，是吧？

24妈妈：嗯，（停顿0.1秒）就是咳嗽（停顿0.1秒）厉害。

25喝了一个礼拜药了（也不管用）。

26医生：好了，解开衣服。

27（医生检查）

第三节 病情询问的回应

一、病情询问回应的类型

通过对语料的分析，我们发现病情询问的回应往往以描述病情的陈述句形式出现。根据陈述句所表达的意义，可分为肯定形式的陈述句、否定形式的陈述句和特殊形式的肯定句。在儿科医患交际过程中，病情询问回应的话轮里只有肯定形式的陈述句和否定形式的陈述句出现。特殊形式的肯定句是除了一般形式的肯定句之外，为了表示不同程度或者不同范围的肯定而采用的特殊形式，肯定语气比一般肯定句强烈或委婉，常用于书面语中。除陈述句以外，病情询问的回应有时候也会以疑问句的形式出现。

（一）陈述句

叙述或说明事实的具有陈述语调的句子叫陈述句。陈述句是思维的最一

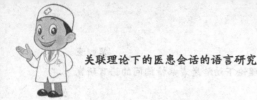

般表现形式，也是使用最为广泛的句类，有时使用语气词，例如"的、了、吧、呢、啊、着、嘛、也罢、也好"等。例如，在下面例子的第2行中，妈妈使用陈述句叙述了孩子这两天的病史。

例11：

01医生：怎么了？

02妈妈：嗯，这孩子这两天有点吐，吃点东西就吐，

03嗯，昨天喂了药水，

04好了点。

肯定形式的陈述句用来肯定某件事情或某种现象存在。在下面例子的第27行中，妈妈使用陈述句给予医生肯定的答复。

例12：

26医生：生下就是这样？

27妈妈：生下就是。

而否定形式的陈述句用来表示某件事情或某种现象不存在，一般是在肯定形式基础上加上否定词构成。表示否定的句子必须有否定词，古代汉语中否定词可以是副词：不、弗、毋、勿、未、否、非。而在现代汉语中，"不"与"没有"是最主要的两个否定词。比如，在下面例子的第5行，妈妈使用否定词"不"给予医生否定的答复。

例13：

04医生：烧不烧？

05妈妈：不烧，早上又有点咳，这儿有点痒痒。

06她说难受。

（二）疑问句

除陈述句以外，疑问句也会在病情询问回应的话轮中出现。在下面例子的第4行中，妈妈用疑问句回答了医生的询问，因为妈妈不确定孩子是否是贫血，只是一种怀疑，所以不能用陈述句回答医生的问题。

例14：

03医生：怎么了？

04妈妈：我想看一下他是不是有点贫血呢？

05医生：来，解开。

由于妈妈医学知识有限，往往无法确定孩子病症，所以在回答医生询问时通常不用绝对肯定的语气。另外，这也反映出在医患交际过程中，医生具有很高的权威性，患者常常用不确定的语气叙述病情，把最终决定权交给医生，让医生检查从而做出诊断。此外，当患者质疑医生的询问时，也会在病情询问回应话轮中使用疑问句句型。如在下面例子中，医生问妈妈家里是否还有患者，妈妈有些质疑医生的询问，因为她认为医生的询问与自己的病情没有关系，所以首先停顿0.6秒然后用疑问句做出回应。同时疑问句在此起到提醒的作用，妈妈给医生机会修正自己的询问。之后，确认医生询问后，妈妈在第42行才给出肯定的答复。

例15：

37医生：你家里人有患病的吗？

38（停顿0.6秒）

39妈妈：家里现在？

40医生：嗯。

41（停顿0.4秒）

42妈妈：没有。

当妈妈不能确定孩子的症状或质疑医生询问时，妈妈常会用疑问句对医生的询问做出回应。除这两个原因外，当妈妈怀疑医生的诊断时，也会用疑问句。如在下面的例子中，医生询问为什么孩子忽然眨眼睛。妈妈的回应说明妈妈不同意医生的诊断，医生在第16行询问后，妈妈首先回应"啊？"然后回头看自己孩子的眼睛。医生在第19行再次询问，爸爸做出回答，妈妈同时打断爸爸的话轮。在第21行妈妈的回答解释了第17行妈妈使用疑问句的原

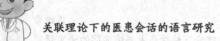

因，因为孩子平时不眨眼，医生如此问让妈妈感到奇怪。另外，妈妈的疑问也表明她很担心，本来检查是否贫血，医生又发现孩子的眼睛有问题，这让妈妈很紧张。这个例子也说明妈妈比爸爸在医患谈话中更有发言权，因为妈妈比爸爸更了解孩子。

例16：

16医生：为什么忽然眨眼睛呢？

17妈妈：啊？

18（停顿0.2秒）

19医生：去眼科看了没有？

20爸爸：没有。

21妈妈：他平时不眨眼睛。

22爸爸：平时不眨眼。

总之，病情询问的回应中常用陈述句，因为医生之所以询问正是为了得到更多的关于孩子病情的信息，在四种句型（陈述句、疑问句、祈使句和感叹句）中，只有陈述句才能叙述或说明事实，所以陈述句在病情询问的回应中占多数。但是，当妈妈不确定孩子的症状或质疑医生询问或医生诊断时，妈妈会用疑问句做出回应。

二、病情询问回应的会话分析

医生的询问旨在寻找背景信息，包括患者过去和现在的医疗条件，父母、兄弟姐妹的健康状况及患者的心理和生活方式等方面。斯迪沃斯（Stivers）与赫里蒂奇（Heritage）提出全面病史询问是专门为患者回应设计的局部语境。在此语境中，患者回应中的各种序列扩展是可以解释的，其目的是执行某些具体社会行为。在病情询问的过程中，医生不仅要询问当前不适，而且要询问患者的病史。换句话说，病史询问是病情询问的一部分。

例17：

11医生：没有肚子疼？

12妈妈：嗯。

13医生：来，解开衣服听听。关节肿了没有？

14妈妈：没有。

15医生：咋的了，在家里头？

16妈妈：喝了点中药西药。

17医生：中药是什么，西药是什么？

18妈妈：我，也不清楚。

19医生：最近感冒了没有？

20妈妈：没有。

21（停顿11.5秒）

22医生：喝千滴松了没有？

23（停顿6.1秒）

24医生：来，后面。

25（停顿4.5秒）

26医生：肚子没疼过哈？

27妈妈：嗯。

28（停顿2.4秒）

29医生：过来我看看嗓子，来。

30（停顿6.1秒）

31医生：肚肚不疼吧？

32儿童：嗯。

另外，每个问题都是是非问句，这些问题通过极性标记优先患者没有问题的回应。同时，患者的回应也证实了询问所优先的没有问题的回应，而且其回应简短而及时。医生把患者的这种最小回应作为继续询问的必要条件。患者的最小回应表明他理解医生所问且认同医生的看法。在这个意义上，医生和患者共同构建询问—回应序列，并把这一系列问题作为体现处理健康背

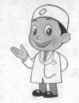

景信息的一个清单，从而实现病情询问这一社会行为。总之，通过这种方式，医生和患者共同把病情询问构建成互相认同而协调的社会行为。

病情询问中的最小回应并不局限于是非问。医生同样也发起特指问，患者的回应仍是可以相对简短的。如前所述，病情询问可以分为开放式询问和封闭式询问。封闭式询问比开放式询问更为普遍，但是封闭式询问极大地局限了患者的参与。特指问属于封闭式询问，特指问占主导地位表明在医患交际过程中医生控制谈话及患者。通过使用封闭式询问，医生可以把生物医学界与患者的个人生活世界隔离开来。对比之下，开放式询问则表明医生鼓励患者用自己的语言叙述与病情相关的个人生活经历。此外，医生的询问不同程度地体现出对患者生活环境、健康状况、身体意识和医学知识的预设。通常特指问比是非问体现更多的预设。

（一）直接陈述

在直接陈述中，患儿妈妈直接回答医生所问，即当医生发起询问时，妈妈应毫不犹豫地做出相应回应。例如，在下面的例子中的第3行医生问妈妈，孩子生病多长时间。这种询问属于特指问，只要求妈妈提供准确时间。在第4行妈妈做出直接回应，且符合要求，答其所问。

例18：

03医生：多长时间了？

04妈妈：20来天了。

（二）复杂陈述

除直接回答医生所问外，患儿妈妈在某些情况下会扩展其回应，或间接回答甚至答非所问。这些回应都属于复杂陈述。通过语料分析，我们发现复杂陈述包括三种情况。最普遍的一种我们称其为扩展答案，回应中包含医生所需答案及简单阐述，使用这种回应来解决患者回应中的潜在问题。最常见的扩展答案可分为四类：

（1）增加病情信息；

（2）通过增加细节来修正先前回应；

（3）强调回应中的不确定性；

（4）通过增加信息为回应提供证据。

以上四种扩展都偏离了常规回应。根据偏离程度，我们认为第二类更偏离常规回应，从而形成叙述扩展。通过叙述扩展，患者可以介绍自己的顾虑和担心。除扩展答案和叙述扩展外，我们把完全答非所问的回应称为非常规扩展。所有这些扩展，无论有意无意，患者都在一定程度上给医生提供了解自己生活情况的机会。

1.增加病情信息

患儿妈妈扩展答案的第一种情况是增加病情信息。在这种情况下，妈妈先回答医生所问，然后简要阐述。例如，在下面的例子中的第4行，医生问妈妈孩子是否发烧，在第5～6行妈妈作出否定回答。本质上讲，该序列已经完成一问一答。然而，妈妈在否定回答后增加了额外信息。额外信息包括患儿的其他疾病，即咳嗽。妈妈希望通过扩展答案的方式告诉医生孩子更为详尽而准确的病情。

例19：

04医生：烧不烧？

05妈妈：不烧。早上又有点咳，

06这儿有点痒痒，她说难受。

在上面的例子中，否定回应后出现了话轮扩展。在下面的例子中，肯定回应后也同样出现了话轮的扩展。这两者真正的区别在于扩展的内容。否定回应后，患儿妈妈有可能会解释自己否定回应背后的原因，比如因为孩子患的是其他疾病而不是医生所说的那种病。相比之下，肯定回应意味着患儿妈妈接下来的扩展会垂直发展而不会水平延伸。如下例第4行妈妈做出肯定答复，即首先承认孩子确实晚上发烧，然后重点阐述体温、所服用的药和药效。准确地说，扩展围绕肯定回应展开，肯定答复是扩展的必要前提。

例20：

01医生：怎么了？（停顿0.2秒）你怎么啦？

02妈妈：昨天下午有点烧。

03医生：昨天下午。晚上呢？

04妈妈：晚上38℃多，吃了点感冒药，晚上不见好，

05吃了点那个甘露。

06医生：最高38.5℃哈，最高38℃吧。

2.通过增加细节修正以前回应

患儿妈妈扩展答案的第二种情况是通过增加细节以修正之前的回应。如下例第3行医生发起询问，接着妈妈做出否定回应，然后医生通过重复对方回应来鼓励妈妈继续提供信息。出人意料的是，其他亲戚抢走患儿妈妈的话轮，否定了妈妈的回答。他人话轮的插入导致妈妈修正话轮的出现，其目的是否定自己先前的回应，增加其他信息。

例21：

01医生：拉的什么东西？

02妈妈：拉的水水。

03医生：哦，有没有咳嗽呀发烧呀？

04妈妈：不。

05医生：没有。

06旁人：发干，发干。

07妈妈：干咳流鼻涕。

08（旁人）：流鼻涕。

09医生：解开衣服我给你看看哈。

10看看是单纯的消化不良还是秋季腹泻。

11啊。

12旁人：单纯的消化不良。

第7行的话轮属于他人发起的自我修正。若妈妈不自我修正，她就会失去发言权。从情感的角度讲，妈妈不能接受这个事实，因为妈妈认为该为她孩子的健康负责任。同时，医生更倾向于从妈妈那里得到回答而不是他人。从下面的例子我们看出，有时候医生会强迫他人，如父亲把话轮让给母亲，因为医生通常认为母亲比父亲更了解孩子的情况。

例22：

01爸爸：前天开始吐（停顿0.1秒），前天晚上就拉稀。

02医生：你是他妈吧？

03妈妈：欸对。

04医生：你给抱住孩子，因为你了解孩子情况。

3.强调回应中的不确定

患儿妈妈扩展答案的第三种情况为了凸显回应中的不确定。在这种情况下，妈妈对自己所做出的回应具有不确定性。

例23：

01：妈妈：星期天他不知道怎么了，吐了。

02医生：星期天，昨天？

03妈妈：哦。

04医生：今天吐了没有？

05妈妈：星期六？

06医生：吐两天了？

07妈妈：哦，今天他说他肚子难受。

08我也不知道他是肚子还是别处？

09医生：呕吐两天哈，发烧了没有？＝

10妈妈：没有。

11医生：没发烧，嗓子难受吗？

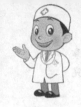

12爸爸：嗓子难受不难受？

13妈妈：星期六吐的哈？

14爸爸：嗓子难受不难受？

15医生：嗓子也不疼，哈？

16妈妈：嗯，他说今天早晨起来肚子不舒服。

17（停顿0.2秒）

18医生：你这两天大便怎么样？

19妈妈：还行。我昨天晚上给他吃那个，消食止咳口服液。

20医生：哦，就是你大便没有干燥吧？

21孩子：没有。

22妈妈：我给他吃那个打的药了。

23医生：拉下来了？

24妈妈：他拉了么，今天上午还拉了哈？

25孩子：拉了。

26医生：现在你就是只是觉得嗓子不舒服哈？

27妈妈：不是。

28爸爸：肚子不舒服。

29妈妈：肚子不舒服。

30医生：肚子不舒服，好了，你把衣服解开。

在上面例子中，妈妈在第7行首先通过"哦"回应了医生的询问，随后对该话轮进行了扩展，并且引用孩子所说话语来加强自己提供信息的可信度。而后，妈妈又使用"我不知道"来降低自己对孩子所患疾病的把握程度。扩展的出现反映出她没有能力判断孩子呕吐的原因，即妈妈提供典型的"爱莫能助"。谈话开始时，妈妈提到孩子呕吐，但是不知道原因。接着，妈妈提供可能的解释，如第7～8行"他是肚子还是别处"。然而，医生忽视她的问题和顾虑，继而开始询问其他病症，如体温和嗓子（第8～15行）。为了使医生能够注意到自己的顾虑，妈妈在第16行再次开始叙述事情原委且重复其不确定。不幸的是，在第17～26行，医生始终未对患儿母亲的顾虑做出回应。因此，在第27行妈妈直接做出否定回应，而且第28和第29行爸爸妈妈异口同声地回答肚子不舒服。重叠话语的出现加强患儿父母所提供信息的力度，并且成功地获得了医生的注意力。

4.通过增加信息为回应提供证据

除增加病情信息，修正以前回应和强调回应中的不确定外，患儿妈妈还可以通过增加信息为回应提供证据。这种类型的扩展常被用来提供支持回应的估计或判断。

还如上例中，在第19行妈妈对医生询问做出最小回应后扩展其话轮。妈妈在第19行扩展话轮中提供了真实而客观的证据来说明自己最初做出肯定回应的可靠性。也就是说，正因为昨晚服用消食止咳口服液所以大便还行。妈妈的扩展说明自己的肯定回应有客观依据，并非靠主观意志而做出的判断。总之，妈妈扩展是为提高自己回应的客观性和真实性。

三、叙述扩展的两种语境

在前文中，我们发现话轮本身的扩展能够解决患者回应中的潜在问题。接下来我们将考察两种截然不同的扩展：抢先简短叙述和全面描述。抢先叙述发生在会诊之初，即医生正在审视患者病历时或患者刚见医生时。

例24：

01妈妈：星期天他不知道怎么了，吐了，不知道是不是吃得不合适？

02医生：星期天，昨天？

03妈妈：哦。

在上面的例子中，医生尚未开始询问，妈妈就抢先用话轮描叙孩子的病症。表面上，妈妈主动提供的信息未得到医生询问的许可，而事实上即使妈妈不主动提供，医生也会询问。妈妈的抢先叙述反映出她想告诉医生孩子的病症的迫切心情。总之，与扩展答案相比，抢先叙述不是医生询问的回应，是纯粹自发提供。

全面描述与扩展答案不同，原因有三：首先，医生角色发生转变，从询问的发出者转变为故事的接收者，失去发言权；其次，描述内容构建起一个内部语境，医生所需的回应包含其中；最后，全面描述比扩展答案能更充分地展现患者的生活世界。比如在下面例子中的第1行医生发起询问，在第2行妈妈提供孩子的病症。但事实上第2～17行父母未对医生的特指问做出直接回应，而是提供了额外信息。父母所提供的回应包含了医生在儿科询问中常问问题的答案，如孩子年龄、所服用的药物、效果和体温等。妈妈的叙述由一系列话轮构成，某一话轮的重复用于发起下一话轮从而促进序列的发展。如第3～5行，妈妈三次使用"打"把不同的几个话轮紧密地连在一起。第6行重复使用"发烧"引出所服用药物。此外，妈妈充分使用连接词。例如，第10～12行妈妈运用连接词"然后"和"但是"把叙述内容融为一体。总之，重复和连接词的运用促进了叙述序列的发展。

例25：

01医生：怎么了？

02妈妈：孩子7个月了，

03三个月前吧他打了预防针，

04就打了（力百败火）加强型，

05（力百败火），打完以后回来就发烧得特别厉害，

06烧了两天两夜，

07后来吃了那个什么，

08 爸爸：40℃。

09妈妈：将近40℃，39.7℃，

10然后就吃了点（泰偌林），

11吃了以后了，倒是现在不烧了，

12但就是，非常不好，

13一直哭闹一直哭闹……

14也不知道他哪儿不舒服。

15（停顿0.1秒）

16爸爸：还有拉稀。

17妈妈：嗯，然后昨天拉了两回。

此外，医生的开放式询问促使父母展开叙述，因为开放式询问表明医生鼓励患者用自己的语言叙述与病情相关的个人生活经历。对比之下，医生通过使用封闭式询问可以把生物医学界与患者的个人生活世界隔离开来。然而，并不是所有开放式询问都会促使父母展开叙述。

总的来说，与扩展答案相比，全面描述和抢先简短叙述明显偏离"标准"的格局，但更能反映出父母对孩子健康的关注。他们急切地要告诉医生孩子以前和现在的病症，所以他们抢先回答医生可能会问到的问题。

四、非常规扩展

除扩展答案和叙述扩展外，还有第三种扩展，即非常规扩展。这种回应完全偏离医生的询问。在下面的例子中，医生在第5行询问患儿妈妈"就是脚底板有？"医生采用的是非问决定，妈妈只需回答是或不是，而妈妈回答"腿上"。妈妈这种表面上的答非所问的回应事实上是说明不止脚底板有，腿上、小腿上也有。

例26：

05医生：就是脚底板有？

06妈妈：腿上。

07儿童：小腿。

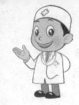

第四节 不同年龄患者病情询问的交流分析研究

在医患交际的文献中，患者经常被描绘成囚禁在医生所发起的行动步骤中。这种约束在病情询问过程中尤为明显，如Mishler认为医生的询问设计阻止患者展示个人生活世界及表达内心的顾虑。是非问的普遍使用、询问话题的选择性，以及患者回应范围的局限性等，都表明病情询问语境限制患者发起话题。

病情询问这一行为由一系列"询问—回应"相邻对组成，且这一行为约束后续行为。但序列结构并不总是简单地表现为"前件—后件"紧随出现的相邻对，相反，相邻对有可能被扩展。如病情询问回应方式中所讨论，患儿母亲除直接回答医生所问外，某些情况下会扩展其答案或间接回答，甚至答非所问。前面所分析的三种扩展的共性是：患者在某种程度上提供给医生了解自己生活情况的机会，并且与直接回应相比，三种扩展所提供的信息明显要多而且可传达潜在含义。

一、病情询问的特点

病情询问具有以下特点：第一，谈话涉及三方，包括医生、父亲或（和）母亲、孩子；第二，病情询问首先可以通过询问确定讨论内容，然后所提问题要求接受者执行某种行为；第三，病情询问优先某种回答。

大多数医患研究都侧重于医生与成人之间的交流，即使患者是儿童，儿童所说话语也很少引起学者的关注。在儿科，患者指的就是患者的父亲或母亲，通常是母亲。因此，患者和父亲或母亲的称呼会被交换使用。因为孩子的认知能力有限，父母对孩子有很大的影响。相比之下，孩子在医患谈话中没有发言权，而且要面临成人和机构的双重压力。此外，医生往往依赖父母，尤其是母亲，来获取儿童身体状况的信息。总之，儿科涉及三方，包括医生、父亲或（和）母亲、孩子。他们各自持有不同的见解、期望和目的。

20世纪七八十年代的社会学研究表明父母和医生均倾向于不考虑孩子的观点而讨论其病症。例如，斯特朗（Strong）发现父母不愿意承认与孩子具有平等或合伙关系；West的研究也发现孩子在医患谈话中处于被动地位。在本文中，我们发现父母对孩子有很大的影响，甚至影响到他们得到表达自己对治疗的看法的机会。也就是说，父母不乐意让孩子得到话轮。阿龙森（Aronsson）与朗斯特姆（Rundstrom）的研究也同样发现了父母控制的现象。父母干涉有以下原因：第一，医生对父母担心顾虑置之不理会导致父母不满意和交流障碍；第二，医生和父母在医患谈话中具有不同的期望和目的。医生的目的是获得可靠而相关的病症信息，并且期望得到患者的直接回答，而父母认为自己应对孩子的健康负责，并且期望医生依靠他们获取孩子的病症信息。期望的不协调很可能影响医生和父母话轮分配的模式。

虽然相当数量的全科医师一直认为需要视患者为专家，而且建议他们参与决策，但是儿科这一走向却很缓慢。因为医生通常认为儿童患者无法表述自己的病情，处于从属地位。这一观点已得到父母的认可，患儿父母允许医生排除孩子参与决策过程。

近年来，学者开始质疑忽略儿童的做法。因为否认孩子为积极参与者似乎违背了以患者为中心并且鼓励其享有知情权和参与决策权的医疗方法。此外，他们认为儿童也是参与社会活动的成员，儿童的知识和经验本身是有价值的，通过这些知识和经验我们可以更进一步地了解儿童的状况。目前已有大量研究探索儿童对医疗的认识和看法。

总之，从医生角度讲，通过询问可以得到与患者病情相关的重要信息，为其了解孩子病症从而做出诊断提供病史背景；从患者角度讲，询问使得他们有机会叙述与症状有关的信息，获得表述的机会和权利。从父母的角度

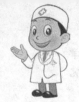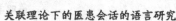

讲，尤其是母亲，他们抢先得到话轮是因为他们认为自己应对孩子的健康负责，并且期望医生依靠他们获取孩子的病症信息，从孩子的角度讲，尤其是青少年，他们一方面认为自己有能力回答医生所提出的询问，另一方面他们必须听长辈的，包括父母和医生，以至于不得不放弃话轮。简而言之，由于地位、医学专业知识及交流能力的不同，孩子在医患谈话中没有发言权，而且面临成人和机构的双重压力。

二、病情询问与交流内容

从本质上讲，询问是通过指出信息的缺省或不足，从而要求回应者进行弥补来获取信息和确定议程。这些议程包括两方面的因素：病情询问首先可以通过询问确定讨论内容，其次所提问题要求接受者执行某种行为。讨论内容由两个要素构成：第一，正如Mishler所指出，提问设立询问的话题，并有可能被确立为随后交流的内容，所问问题要求接受者执行某种行为。第二，Austin认为，语言不仅是对客观世界进行描述的工具，而且本身就是一种行为。根据奥斯汀（Austin）与塞尔（Searle）的言语行为理论，说话本身就是做了某事。询问表明说话人在说这句话的过程中意图要求听话人回答所提问题。

三、病情询问与优先结构

医生询问的构建可能便于或优先某一回应，而患者的回应与此保持一致。目前，已有大量优先回应和非优先回应设计的会话分析文献。优先回应简短而简洁并且出现时几乎没有或完全没有延误，而非优先回应通常具有以下特征：①拖延，如做出回应时先暂停或插入序列；②序言，如一致标记词；③解释，尤其是为后件做进一步说明；④谢绝，通常被弱化、证实或间接化。这些特征也同样出现在我们的语料中。

第五章

关联理论下医患会话中第三方病情陈述的语言研究

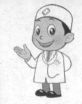

随着会话分析研究方法的兴起和发展，很多学者都致力于以此方法来研究日常会话，并且结合实际总结出了一套会话分析的基本理论，包括话轮转换、话语修正、发起和结束谈话等。这些理论也同样适用于研究医患谈话。本书通过会话分析的方法，将医患交际中的真实会话进行了逐句的深入分析，对医患交际中的各个环节进行了深入的探讨。基于这些理论，本书旨在研究第三方在陈述病情中的作用。从患者的角度来看，我们把第三方分为如下五类：父母、子女、亲戚、配偶以及朋友。我们希望通过观察和语料分析，来发现不同的第三方在陈述病情这一环节中所起的不同作用。

本研究基于以下考虑：第一个原因是学术方面的。尽管已有很多学者致力于研究医患交际，但是绝大多数研究都集中在医生和患者双方的谈话，只有少数研究涉及患者母亲在治疗阶段所起的作用。但是却没有研究涉及第三方在陈述病情这一环节中所起的作用。因此，我们希望本书可以填补这一空白，并且引起其他学者对这一领域研究的兴趣。第二个原因是考虑到目前我国的社会现实。如今，医患冲突频发，来自各领域的人们通过经济、政治和医学等不同手段为解决或缓解这一矛盾做出了很多努力。我们也希望通过一个全新的角度来帮助解决这一矛盾。也就是说，通过分析语料，我们希望能发现一个通用的交流模式，以使医患之间的交流更加和谐。最后，由于传统和习惯的影响，绝大多数患者在就诊时都有第三方陪同，而不是独自前往，因此，我们有必要来探讨第三方在医患交流中所起的作用。

第一节 有关第三方的研究

一、医学研究路向

第三方在医学研究中主要包括五个方面：第三方检验、第三方电子病历、第三方处理医疗纠纷、第三方管理以及第三方支付。

第三方检验实际上是医院检验服务细分后的产物，即医院把一些本来由医院检验科做的检验交给第三方检验机构来做，检验完成之后再将结果反馈给医院，与医院进行利润分成。这种专门从事第三方检验的独立医院试验室，最初出现在20世纪五六十年代的美国。到20世纪90年代中期，随着计算机以及生物技术的发展，现代临床试验室设备越来越自动化，为医学独立试验室的发展奠定了良好的技术基础。现在美国近1/3的医学检验由独立试验室完成。另外，在加拿大、日本的医学服务行业发展也相当迅速。我国真正意义上的独立医学试验室产生于10年前，虽然起步较晚，但近年来成长迅速，特别是在广州、上海和杭州。专家认为，在整个医疗行业的大背景下，第三方检验是对现有医疗机构资源不足的一个很好的补充。它最大的特点就是实现了资源共享，达到了医院和患者，以及医院和社会共赢的目的。在发达国家，第三方检验的优势是在不断降低仪器、人力的闲置率和实现高质高效的运营管理基础上，节约经营成本，获得价格优势。这不仅极大地减少了医疗资源的重复投资，还降低了患者的医疗费用。虽然这项新行业在我国只是一个起步，但是却有很大的潜在市场。专家认为，在我国发展的关键就是要形成自己的特点。

第三方电子病历（CPR）是传统病历的电子化，属于医院信息系统的

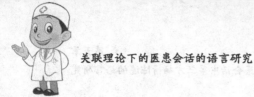

一部分，并超越了传统病历的管理模式。它不仅包括传统病历的所有内容，提供病历的电子储存、查询、统计、数据交换等功能，而且还包括声、像、图、文等多种多媒体形式的信息，具有传统病历无法比拟的资料完整性和数据处理、网络传输、诊疗支援和统计分析等功能。另外，李为相在他的论文中指出了第三方电子病历的三个应用意义。第一，提高了医疗工作效率。CPR的应用为医生、护士的日常工作提供了有力的支持，可帮助医务人员迅速、直接、准确地了解患者的资料，缩短确诊时间，避免不必要的重复检查。第二，提高了医疗工作质量。计算机的海量存储给建立大量基础信息及存储提供了可能。而大量基础信息的建立，以及同类疾病病历的查阅及参考，减少了医生出差错的机会，提高了医疗工作质量。第三，为医疗决策服务。传统的医疗管理基本上是终末管理，各项管理指标要待患者医疗结束后才能统计出来。而依靠CPR，各项原始数据可以随时采集，医生可随时检索住院患者的信息，形成管理指标并及时反馈，为医疗决策服务，达到环节控制的目标。总之，安全性、实时性和可靠性形成了第三方电子病历的三个主要特点。

一些学者致力于研究医疗纠纷处理中的第三方力量。从纠纷的解决而言，学者们将纠纷的过程分为三个阶段。第一阶段为"不满"，如果此时双方采取针锋相对的态度和行动，纠纷就进入了第二阶段，即"冲突阶段"，当冲突无法由双方自行解决，不得不由第三方介入纠纷解决过程，或当事人直接请求第三方介入的情况下，就进入了第三方的"纠纷解决"阶段。在接受医疗服务过程中，诊疗服务的供方和受方，即医方和患方为当事人双方，而第三方主要为对纠纷解决有影响的当事人之外的主体。第三方的介入可能有多种形式，从高度制度化的诉讼程序，到邻里介入的劝解都属于此列。比如对于纠纷事实认定时候如果需要必要认定，则鉴定方是第三方；以调解方式解决医疗纠纷的时候，起到调节作用的也称为第三方。第三方力量对于医疗纠纷解决的作用有时候是不可或缺的，甚至有时候起到了决定性的作用。

蒲川和其他学者着重分析了第三方的主流力量：医疗鉴定者和调解者。因为社会各界对医疗鉴定的公正性产生怀疑，因此需要采取相应的措施来保障公正性的实现。比如，强化专家的职业道德操守，通过开设一系列的培训课程提高医疗专家的素质。调解方式不是单一的，可以有司法调解、行政调解、人民调解、社团调解、行业调解、中介调解等。不同性质的主体调解在化解医疗纠纷矛盾中各自起着不同的作用。另外，还可能涉及其他第三方力量：公安部门和保险机构。

医患关系第三方管理是由独立于医患双方的健康维护组织（HMO），运用医学、法学、保险等手段，进行医患关系协调的新型管理模式，以保险为载体，对医疗行为风险实施的一种事先预防、事中调解、事后补偿的新型保险服务和保障机制。另外，陈柯柯也谈到了第三方管理的重要性。第一，有利于控制逆选择和道德风险，减少不必要的医疗服务，切实维护患者合法权益；第二，有助于减少医患之间的摩擦，并将被保险人的费用风险进行合理转移；第三，帮助保险公司在规避风险的情况下完成技术和人才的储备，实现价值最大化。医患关系紧张，医疗纠纷增加的原因是多方面的，有医疗资源不足，群众看病难，看病贵，患者有意见；有医疗质量不高，服务态度不好，群众不满意；也有更复杂的社会因素，如患者缺乏相应的医学知识等。但一个重要的原因是医患之间缺乏信任，缺乏理解，不能换位思考。所以，医患关系第三方管理为改善医患关系，维护医院正常的医疗秩序探索出了一条新的途径。

一些西方学者对第三方支付进行了研究，比如：安德森（Anderson）与菲尔德（Field），莱登（Lyden），克拉曼（Klarman），韦尔奇（Welch）与择顿（Zelten）。Klarman在他的文章中给出了第三方支付的定义：第三方支付是指患者住院费用当中除去自己支付的剩余费用，通常患者自己支付的费用只占很小一部分，大约为所用费用的18%。所以，超过一半的费用都是由第三方而不是由患者本人来支付。因为第三方支付主要是由医疗保险组成

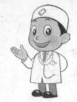

的，所以Zelten在他的文章中首次指出了第三方支付形式的普及所造成的多方面的负影响，包括影响医患关系，医疗保险的来源，消费者的需求，医疗保险的价格，医院之间的不平等以及患者之间的不平等。Zelten认为如果这些问题仍然无法解决，那么将会加剧美国的医疗保险的价格问题。在医学研究路向中，第三方主要是指一些机构、组织或者管理部门，与科技或社会因素有关。一方面，随着科技的发展，第三方检验、第三方电子病历和第三方支付被逐渐地运用到医学领域中，引起了许多学者的注意。他们详细地分析了它们各自产生的原因以及在医学中日益增加的重要性。另外，一些学者还提到了它们今后发展的方向。另一方面，随着医患纠纷的不断上升，许多学者开始致力于研究第三方处理医疗纠纷以及第三方管理，他们指出了这种方法产生的原因以及存在的必要性。但是，在医学路向中，第三方几乎不指代个人。学者们从整个社会的角度而没有从个人的角度来研究第三方。另外，相比国外学者，我国只有少数学者对这一领域进行研究。

二、社会学研究路向

第三方在社会学当中的研究大体可以分为以下四个方面：第三方在家庭冲突中的表现、第三方在个人冲突中的表现、第三方在机构冲突中的表现以及第三方在国际冲突中的表现。

（一）第三方在家庭冲突中的表现

无论是从夫妻关系，或是父母与子女间的交流，还是兄弟姐妹间的关系来说，家庭冲突都是一个动态的概念。一些研究家庭体系和发展的学者指出，三人组合应当被认为是最基本的交流单元。因为无论是有意还是无意，额外的家庭成员都会被卷入到动态的家庭冲突中来。这些第三方也许会支持一方而反对另一方，他们的行为会帮助解决冲突，或加剧冲突，或对结果没有产生影响。米纽秦（Minuchin）指出，第三方卷入冲突的行为不仅会影响当事人和冲突的结果，而且对于个人的适应力也会产生长期的影响。韦契尼奇（Vuchinich），埃梅里（Emery）与卡西迪（Cassidy）在他们的文章中根据收集到的来自美国五个州的52个家庭共进晚餐的语料，讨论了第三方在家庭冲突中的作用。他们在文章中给出了当事人角色和第三方角色的区别。当事人通常是两个人，他们发起和持续冲突，而第三方则是指参与到已经开始了的冲突当中。只要同一个冲突持续进行，各方都会保持他们的角色，或是当事人或是第三方。另外，新的冲突也许会在其中一名当事人和一个第三方之间产生，也许会在两个原本都是第三方的人之间产生。第三方作为主动调节者参与到冲突中来，试图转移当事人的分歧，利用他们的权利来制止冲突的继续。当事人和第三方的不同定义也同样决定了他们的不同行为。

（二）第三方在个人冲突中的表现

冲突在社会生活中屡见不鲜。其中，大多数冲突发生得快，结束得也快，不会引起过多的注意。然而，有些冲突却会持续很长时间，涉及很多人，并且在事后产生恶劣的影响。菲利普斯（Phillips）在文章中给出了第三方在个人冲突中的定义：第三方是指除了引起冲突的当事人以外的其他人。布莱克（Blake）是研究第三方在社会生活这一领域的最重要的学者之一。在文中，他不仅阐述了第三方会在何时，以何种方式参与到其他人的冲突当中，还分析了第三方参与的影响。Blake认为，第三方的社会角色和身份地位对于冲突的结果来说起到了至关重要的作用。第三方可以通过很多方法来制止冲突或者加剧冲突，诸如：鼓励协商或对抗；提供建议、金钱或武器，恐吓对手；调解争端；参与斗殴；或者只充当观众。大体上，我们可以把第三方在个人冲突中所起的作用分为以下三类：拥护、不参与和解决问题。另外，Phillips还指出第三方同当事双方的社会距离决定了第三方的行为和冲突的结果。拥护说明第三方与当事一方很亲近，同另一方很疏远，不会同当事双方的亲近度相同。那些同当事双方都不亲近的第三方往往表现出不参与的行为，会减少打斗的可能性。那些同当事双方都亲近的第三方则往往表现出解决问题的行为，也会减少打斗的可能性。总之，当拥护的行为占上风时，冲突会延长并且会产生暴力斗殴，当其处于下风时，冲突会解决并会消失。

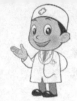

　　另外一位研究这一领域的重要学者就是马克·克鲁尼（Mark Cooney），他扩展了Blake的理论。起初，Blake划分了两种相关形式的社会距离：关系距离（人们是如何卷入其他人的生活的？）和文化距离（人们以何种程度分享同一文化？）。Cooney舍弃了文化距离，选择了另一概念来说明第三方的行为：组织距离，即人们是否属于同一组织，或是不同组织或是没有组织。以这个概念为基础，Cooney给出了四种关系和组织距离的常见模式，讨论了第三方在这些社会定位下是如何表现的冲突的结果：①亲近和疏远的个人关系（第三方同其中一方亲近，同另一方疏远）；②亲近和疏远的集体关系（第三方同其中一方为亲近的组织关系，同另一方则为疏远的组织关系）；③疏远关系（第三方同当事双方的关系都很疏远）；④交叉关系（第三方同当事双方的关系都很亲近）。Cooney指出，虽然不是一成不变，亲近和疏远的关系容易导致拥护和暴力斗殴；疏远关系容易导致不参与和和平；交叉关系容易导致问题的解决。

　　Phillips是第一位将Blake和Cooney的理论进行系统的检验的学者。在他的文章中，Cooney收集了对100名因为殴打及杀人的犯人的深度采访。文章主要讨论了两个问题：第一，基于同当事双方的关系，第三方的社会定位是否决定了他们会表现出拥护、不参与或解决问题的行为；第二，基于对在场所有第三方的分类，第三方在某一冲突中的构成是否决定了冲突的结果。每一位被采访者都描述了相应的一对冲突：同一时间的暴力冲突和非暴力冲突。因此，在这篇文章中共收集了100对冲突，也就是总共200个冲突。被采访者扮演告知信息的角色，提供当事双方的行为和在场第三方的行为。因为本文要讨论两个问题，因此Cooney分别给出了这两个问题的研究结果：有关第三方的行为。在所有第三方当中，其中33%选择拥护，52%选择不参与，15%选择解决问题。就Cooney所列出的第三方的四种社会定位而言，在所有第三方当中，44%属于亲近和疏远的个人关系，10%属于亲近和疏远的集体关系，18%属于疏远关系，28%属于交叉关系。作者指出交叉关系会导致冲突的解决；亲近和疏远的关系极易导致拥护；而疏远关系则导致不参与。有关第三方的构成。第三方的构成是由以下四种分类来衡量的：拥护结构（所有第三方都属于亲近和疏远的关系），解决结构（所有第三方都属于交叉关系），混合结构（第三方结合了亲近和疏远的关系，交叉关系和疏远关系），个人结构（是指没有第三方在场的冲突）。在所有冲突当中，33%属于拥护结构；22%属于解决结构；22%属于混合结构；23%属于个人结构。结构显示拥护结构和混合结构增加了暴力的可能性，但是解决结构也并没有减少暴力的可能性。Phillips的研究证实了Blake和Cooney的理论：交叉关系导致冲突的解决，亲近和疏远的关系极易导致拥护，疏远的关系导致不参与。相比属于交叉关系的第三方作为解决问题的主体参与到冲突中来，属于亲近和疏远关系的第三方更容易作为拥护的主体参与到冲突中来。另外，解决结构并没有增加冲突解决和和平的可能性；而拥护结构则增加了拥护和暴力的可能性。

（三）第三方在机构冲突中的表现

机构之间冲突的管理在以前并没有引起许多学者的注意，但是最近几年，对于这一领域的研究逐渐增多。纵观冲突的研究史，我们可以发现六种模式的研究路向：微观心理学研究路向、宏观社会学研究路向、经济学研究路向、劳动关系研究路向、协商研究路向和第三方解决争端研究路向。在这里，我们只来讨论第六种研究路向——第三方解决争端。从定义上来看，第三方通常在冲突中不会扮演强烈支持者的角色，反而往往是帮助双方来达成和解。第三方可以是被邀请来的，也可以是自愿的；可以正式地干预，也可以非正式地干预；可以个人参与，也可以代表组织参与，或多或少采取中性的态度；可以建议，也可以直接采取行动；在解决冲突时既注重结果也注重过程。

其中最著名的研究要数革奈特（Thinaut）与沃克（Walker）的过程/决定控制。Thinaut与Walker提出争端的解决有两个阶段：过程阶段，包括双方解决争端的程序和决定阶段，在这个阶段中，得出冲突的结果。第三方在不

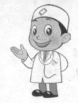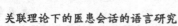

同的阶段会有不同的行为方式：协商（第三方在场但对双方的控制力少）、调解（控制过程阶段）、裁决（控制决定阶段）、独裁（控制两个阶段）和讨论（和当事双方共同控制两个阶段）。

此外，另一个著名的研究也同样吸引我们注意：谢泊德（Sheppard）的研究模式。Sheppard扩展了Thinaut与Walker的两个阶段的模式。首先，他指出了第三方控制的四个可能的形式：过程控制（在争端解决的过程中当事双方是如何相互作用的）、内容控制（争端本身的实际解决）、动机控制（第三方影响当事双方的权利的来源）和在某一当事方要求下使用的控制。其次，Sheppard高度强调了只是在Thinaut与Walker的模式中一笔带过的一个因素，也就是，第三方干预的时间。干预的时间可以通过冲突的阶段模式很好地表现出来。按照Sheppard的说法，第三方可以在任何阶段干预冲突：定义阶段、讨论阶段、选择阶段和和解阶段。另外，在这个研究中还描述了和第三方行为有关的其他两个因素：第一，与第三方干预的动机有关；第二，第三方干预策略的选择同样会造成冲突不同的结果。

但是，不管是Thinau与Walker研究还是Sheppard的研究，都没有被实际检验过，更不能说它们适用于所有的情况。就Thinaut与Walker的理论来说，我们不知道在现实生活中，调解是否与裁决，或是其他三种第三方的行为之间有很大的不同。但是尽管如此，这种研究为日后的许多学者研究第三方的行为提供了最初的基础。

最后，我们来回顾第三方的各种不同的行为：调解、裁决、调查、商议和解决问题。事实上，在众多行为中，调解似乎吸引了更多学者的注意。从Thinaut与Walker的理论角度来讲，调解对冲突过程的控制力极强，但是对结果的控制力则减弱许多。调解者采用各种手段和策略引出当事双方的讨论，但是结果却留给双方来自行决定。Kolb研究了调解者所扮演的角色，大致采用了两个概念来描述第三方的认知和行为：处理和编排。作为处理者，调解者认为当事双方之间的努力已成为过去，他们的干预作为冲突过程的开始。

与处理不同，还指出调解的另一种则为强调过程，把冲突的结果留给当事双方来决定。在"编排"式调解中，当事双方仍继续协商但却采用调解创造的新形式。调解者旨在发展会话，鼓励双方直接的交流（同上）。与调解者不同，裁决者控制冲突的结果而非过程，他们试图确保当事双方都有公平合理的机会来展示各自的论点。除了上述两种行为外，第三方还有其他三种不同的行为。调查者对冲突的过程和结果都有很强的控制力。沃尔顿（Walton）基于对冲突的人类关系心理学研究路向，提出了第三方在个人冲突和组织冲突中的行为模式，也就是过程商议行为。在20世纪60年代，其他学者在解决问题行为的基础上发展了过程商议行为，试图加强当事双方的协商，促进他们的关系。

（四）第三方在国际冲突中的表现

首先，让我们来看所谓国际冲突的定义。大多数冲突的定义都涵盖了两个关键点：第一，冲突源于当事双方的物质利益或不同的价值观；第二，冲突表现了所有社会关系的特点。国际关系也不例外。有时，国际冲突不同于潜在的暴力程度和国家对于主权、安全、地位等的特殊关注。但是尽管如此，国际冲突确实是由最基本的双方利益或价值观的冲突引起的。就国际冲突而言，第三方干预可以是国家或国家联盟，跨国或国内组织；委员会；个人或任何代表国际的组织。判断第三方行为的最小标准就是第三方的努力是否减弱了国际冲突加剧的可能性。另一个标准则是第三方的努力是否加强了冲突和平解决的可能性。斯凯尔斯巴克（Skjelsbak）提出了第三方的七种行为。第一种为公众呼吁，但是这种行为一般不会被第三方所采纳，因为对当事双方的影响最小。第二种行为是同当事双方的交流。第三种是调解，比起其他行为，这种行为最能引起学者们的注意。贝尔科维奇（Bercovitch）把第三方的调解又分为以下三种策略：交流、归纳和控制。这里，调解指的是任何形式的第三方参与，包括起草和促进解决冲突的计划。寻找事实和展开调查是第四种行为——观察。第五种行为是干预，包括保卫和平的使命，或者

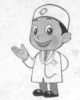
强制，诸如对任何一方的武器禁运，隔离或军事协助。人道主义被认为是第六种行为，因为食物、药品和衣物的提供也许会缓和冲突地区的紧张情绪。最后一种行为是判决，一种高度特殊化的干预行为，通常由国际军事法庭来行使权力。

另外，逊克逊（Dixon）通过分析"二战"后20年来的国际政治和安全争端，检验了是否这七种行为能够阻止冲突的加剧，促进和平地解决问题。用Dixon的话来讲，调解和第三方引起或保持交流的行为能最有效地阻止冲突的加剧和促进和平地解决问题。调解是促进和平解决问题的最有效的方式，交流则是阻止冲突加剧的有效方法。我们同样可以得出判决是最成功的促进和平解决问题的方法，虽然它对阻止冲突的加剧没有显著的影响。最后，虽然某些证据显示公众呼吁也可阻止冲突的加剧，但是我们要谨慎对待这一结果，因为这一结果的产生与冲突的不同阶段有很大关系。

第三方在社会学路向的研究主要集中在对冲突的解决上。学者们系统地研究了第三方在不同冲突中所扮演的角色：家庭冲突、个人冲突、组织冲突和国际冲突。对于大多数学者来说，他们仅仅分析了第三方不同行为所带来的不同结果，以及总结了从实际冲突中得出的结论。但是，很少有学者提到如何利用这些理论来解决日常生活中所发生的冲突。另外，我们仍然不知道这些理论是否能够完全适用于实际的冲突。再者，对于为何第三方不同的行为会导致不同的结果这一问题也没有引起广泛的讨论。

三、会话分析研究路向

第三方在会话分析中的研究相对很少。根据本书的目的，这里我们只想回顾第三方在医患谈话中的研究。从20世纪60年代开始，医患交际这一社会现象吸引了越来越多的学者的关注，他们开始运用会话分析这一研究方法来研究这一现象。但是，也许是由于西方的文化背景所致，大多数学者仅仅关注医生和患者双方的谈话，只有个别学者关注了父母特别是母亲在医患交流时的谈话。斯蒂沃（Stivers）是其中一位研究父母（尤其患者为孩子时）在医患谈话中的作用的学者。

通常，医生和患者都会把父母同意治疗方法作为治疗阶段谈话的结束。所以，在治疗推荐的序列结构中，当医生提出治疗方法后，往往紧跟着父母/患者的同意，表示就诊的结束或双方转向另一话题。然而，实际上父母对于医生的治疗建议会给出不同的回应，Stivers把父母的回应分为以下两类：消极抵抗和积极抵抗。他把拒绝同意看成是消极抵抗。当医生提出治疗建议时，他们希望父母能很快地答应，这样他们可以进行下面的事情，比如提供额外的建议等。通常医生会用升调，比如"好吗"来征求父母的同意。然而，医生却没有听到同意，这时他们就会认为对于之前提出的治疗建议父母做出了消极抵抗。父母采用消极抵抗来引起双方对于这个治疗建议的协商。积极抵抗要强于消极抵抗，因为它引起了新的序列，并且使得医生要对此做出相应的回应。这就使得医生要想进行下一步或者结束谈话，必须同意父母之前所说的话。正因为如此，积极抵抗被视为一种交流实践，父母有意或无意地给医生压力使其改变治疗建议。

文章中讨论了医生同刚生产10天后的母亲的谈话。他们提到在部分语料中第三方是在场的，包括丈夫、祖母或女性友人，有时他们当中的一些人会是重要的参与者。另外，他们还指出在拜访时，当没有第三方在场，医生通常开始会询问母亲生孩子的经历和结果，当第三方在场时，医生通常开始会表扬孩子或谈论一些可以使第三方共同参与的话题。但是，对于第三方在谈话中的表现文章并没有做进一步的分析。

四、问答模式研究回顾

对于话语结构中问与答结构，不同学科从不同的角度进行了论述。哲学家注重问题本质和它在社会传统中所指事物之间的关系；逻辑学家探讨问题的应用情况与真实世界之间的关系，心理学家研究问题的形成和实现过程。就语言学而言，问答模式主要从语用学和会话分析这两个角度来探讨。

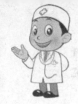

（一）语用学研究路向

1.言语行为理论和合作原则

虽然言语行为理论和合作原则不是仅仅用来研究问答模式的，但是它们确实涉及了一些问答模式，学者们也分析了一些问题和回答的形式和功能。2015年，牛津大学哲学家奥斯汀（Austin）在他的演讲中提出了重要的言语行为理论。首先，他区分了两大类话语：言有所为和言有所述。然后，在此基础上，他提出了一个新的理论。在他看来，一个人在说话的时候，同时实施了三种行为。第一种行为叫作言内行为，它大体与传统意义上的"意指"相同，即指发出语音、音节、说出单词、短语和句子等。第二种行为叫作言外行为，是通过"说话"这一动作所实施的一种行为。用Austin的话说就是，在说X时，我在做Y。第三种行为叫作言后行为，是指说话人的行为一旦被听话人领会，便可能带来后果或变化。

根据Austin的划分，塞尔（Searle）把言外行为分成了五类，即断言类或表述类、指令类、承诺类、表情类和宣告类。他还指出了实施一个施为性的言语行为必须所要满足的四个条件：基本条件、命题内容条件、预备条件和真诚条件。然后Searle提出了他的间接言语行为理论。比如，如果有人问"Can you pass me the salt？"，说话人的这个句子字面上是询问听话人给他递盐的能力，但他主要的用意是向听话人提出给他把盐递过来的请求，这个请求是通过询问的方式提出的。这就表明，一个话语的施为用意可以间接地通过实施另一类施为性言语行为表达出来。此外，Searle还把它划分为两类：常规性的间接言语行为和非常规性的间接言语行为。常规性的间接言语行为一向用以实施间接言语行为，说话人和听话人可能已觉察不出这类言语行为在字面上的施为用意，因此可以说，这类间接言语行为已经形成一种惯常使用的标准形式。比如：

A：你能递给我报纸吗？

B：好的。（递过去报纸）

非常规性间接言语行为比常规性间接言语行为更为复杂和不确定，因为前者更多地取决于互知的背景信息，取决于语境。比如：

A：我们今晚去看电影吧？

B：我得学习，准备考试。

在语用学中，另外一个重要的理论就是由牛津大学哲学家格蕾丝（Grice）提出的合作原则。他认为我们在交流时似乎要遵循以下一些规则："在需要你做出会话贡献的阶段出现时，做出所要求的会话贡献，并使它能被你所进行的谈话交流的目的或方向所接受"。

合作原则的目的是描述会话中所真正发生的事情。也就是说，在讲话时我们大脑中一般有着合作原则或其准则之类的东西在指引着我们，尽管这些东西可能是潜意识的，或者甚至是无意识的。我们力求说出真实、相关之事，同时信息充足，言语方式清晰明确。听者也将会以此方式理解所听见的话。然而，合作原则和其准则的使用并不意味它们将会在任何时候，被所有人遵循。人们的确违反这些准则，正是违反才产生了会话含义。但是说谎并不算违反这些准则。会话含义理论已经为语言使用的解释开辟了一条新途径，并且立即引起了语言学家们的注意。然而，在合作原则及其准则内存在着一些不一致、重复累赘之处。因此，后格莱斯时期的语言学家们已经尝试着将这些准则简化为一套原则。诸如，Sperber与Wilson提出的关联理论，霍恩（Horn）提出的数量和关联准则，李维森（Levinson）提出的数量、信息和方式准则。此外，另一个重要的理论就是由列契（Leech）提出的礼貌原则，旨在解释人们在日常会话中要打破合作原则及其准则。Leech觉得一个合理但不是唯一的原因就是礼貌。这里我们就不再对这些理论做进一步的回顾。

2.其他语言学家的进一步研究

李悦娥在她的文章《话语中的问与答结构探析》一文中讨论了问与答的结构模式。问句一般被看作渴望得到信息的要求。提问者寻求他/她尚不了解的信息，认为听话者拥有这一信息，并愿意将该信息传达给他/她。然而，有些问题并不是寻求新信息，如课堂教学中老师已知道了答案，他/她提问的目的无非是检验学生是否掌握了这些知识。所以，问句的功能有时候不是完全一样的。李悦娥总结了四种问题的功能：寻求信息的作用、社会娱乐宣传功能、检验确认功能和话语功能。鲍兰哲（Bollinger）认为，问题是一种行为模式，很难确定其定义。他提出了问句应具备的四个因素：①问句的分布；②问句的句法结构；③问句的语调；④提问的表情（Bollinger）。夸克（Quirk）则认为升调是判断问句的最重要依据（Quirky）。韩扎德（Halliday）指出每个句子均有一个最有可能的声调，声调变化，则意义随之变化（Halliday）。就问与答的结构而言，李悦娥分别对它们进行了分类。首先，问题可以分为以下几类：①惊叹型；②修饰型；③建议型；④行为型；⑤澄清型；⑥证实型；⑦识别型；⑧认可型；⑨提供型；⑩允许型；⑪选择型；⑫反应型；⑬重复型。回答从功能上看，可以分为三类：第一类是肯定的接受型或要求型（较受欢迎的反应），第二类是推延型回答（不太受欢迎的反应）；第三类是拒绝或表示怀疑（最不受欢迎的反应）。另外，根据问题类型划分，回答可分为以下几类：①接受/拒绝型；②认可型；③澄清型；④证实/非证实型；⑤否认型；⑥回避型；⑦识别型；⑧暗示型；⑨选择型；⑩重复型。

侯国金在他的文章《以问答问的语用机制》中对以问答问这种现象进行了研究。比如：

A：秘鲁特在秘鲁吗？

B：罗马在罗马尼亚吗？

答问一般出现在随意的口语体中，很少见于正式场合，它的功能包括：提供信息、指令功能、表述功能、承诺功能、表情功能等。任何一种疑问句式都可能充当答问，尤以回声问和反问最常见。班菲尔德（Banfield）认为回声问是请求重复的问题，相当于"你说什么？"通常带有"高升调"。回声问探询的是原话语的措辞，发音或文体，而非它的所指或命题的内容本身。然而，布莱克默（Blakemore）认为，回声问也可以探询原话语的思想，反映出问者的态度。另外一种重要的答问就是反问。刘月华认为，反问是表示强调的一种方式；反问的作用是对于一个明显的道理或事实用反问的语气加以肯定或否定以达到加强语势的目的。邵敬敏探讨了反问的六种语用意义：传达不满表责怪义，传达见解表申辩义，传达对对方的约束表导向义，传达怀疑表困惑义，传达反驳表反对义，传达催促或提醒表祈使义。由于答问是以问答问，即字面上的答非所问，违反了关系原则，自然产生出一定的含义。因此，所有的答问句都是利用含义间接地回答始问的。如果采用语用标记理论的要旨，可把答语分为无标记应答和标记应答。直接应答是无标记应答，而间接应答是标记应答。间接应答都可以看成违反关系原则以表会话含义的标记应答，其中以问答问和貌似完全不相关的应答是标记性最强的应答。

从语用学的角度来探讨问答模式的研究相对较少，只有少数学者从这一领域对这个话题进行了研究。尽管他们详细地介绍了问句和答句的不同分类和作用，但是问答模式是与语境紧密联系的，所以在研究时学者们很难将所有语境都包括进来。另外，他们也没有提到不同的语境是如何对问句和答句产生不同的影响的。就合作原则和会话含义而言，它们也并不是用来直接解释问答模式的，它们只是解释了当答话人违反了合作原则时所作的回答会产生会话含义。

（二）会话分析研究路向

1.法庭会话中的问答模式

法庭话语属于机构话语，法庭话语虽然受法庭这一机构规则的严格制约，但一般会话原则在一定程度上仍然起作用。会话分析曾被认为是"特别适合法律语篇的研究"。但是，无论在国内还是国外，专门研究法庭问答互动机制的很少。只有斯腾斯特姆（Stenstrom）在利用Quirk等人建立的语料库描述英语互动结构的时候顺便涉及了一点法庭话语互动的特色，并得出结

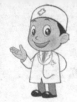

论，法庭互动是以简单的一问一答为特征。在我国学者中，廖美珍认为法庭审判过程主要是由问答构成的，问答言语行为在审判中起非常重要的作用。矛盾是通过问答揭示的，事实是通过问答澄清的，证据是通过问答确定的，权力是通过问答表现和行使的，权利是通过问答赋予和实施的，冲突是通过问答解决的，判决是建立在问答之上的。此外，他还将法庭互动的对应结构分为以下七类：①一问一答对称结构；②三步结构：由一个问答加一个后续行为构成；③问答加一次后续来回结构；④主问答加连环后续结构；⑤主辅结构；⑥包孕结构；⑦重复结构。另外，按照语用学中的标记原理，问题可以分为有标记问题和无标记问题，所以廖美珍讨论了相应的回答，并把回答分为了有标记回答和无标记回答。就有标记回答而言，它们可以回应请求、指责、训斥、嘲讽、赞叹、建议、提供等。就无标记回答而言，首先她把其分为了应答（无标记）和应对（有标记）两类。就应对而言，它可以表示对抗、回避、无力和质疑。然后，她又将应答分为了直接应答（无标记）和间接应答（有标记）两类。间接应答表示迂回和蕴含；直接应答有标准型、附加型、归他型、归己型、条件型和保留型。

2.课堂外语教学中的问答模式

民俗学方法论学者开创会话分析法以来，国外对会话的研究非常多，包括对日常会话的研究，也包括对机构谈话的探索。就课堂外语教学而言，Sinclair&Coultthard对课堂教学中的教师和学生的互动话语进行了研究，建立了一个描述话语互动的层级模式：授课；交往，对应，举动；行为。在这个模式中，"授课"是最大的单位；"交往"构成"授课"，"对应"构成"交往"，"举动"是对应的基本单位；"行为"构成"举动"。另外，Sinclair&Coultthard在对课堂上"教师—学生"互动的观察和研究中发现，教师和学生之间的互动不是简单的两步相邻对结构，而"启动+回应+后续"才是典型的对应结构。另外，提问方式，作为教师话语的重要组成部分，在教学中起着十分重要的作用，多年来一直是语言教学研究所关注的一个焦点。

教师不仅可以通过提问使学生参与交流，还可以通过提问促使学生调整自己的语言，使其更具有可理解性。对课堂提问的研究主要集中在以下几个方面：由谁提问；什么时候提问，怎样提问，提什么样的问题；什么时候让学生回答提问；让谁回答问题。教师提问所涉及的问题可分为两大类：展示性问题和参考性问题。展示性问题指提问者已知道答案的问题，而参考性问题则指提问但并不知道答案的问题。教师提展示问题时，其目的不是要寻求自己所不知的信息，而是为了进行语言联系。Long与Sato发现，需要学生作答的问题中有79%为展示性问题，这一结果与二语教学专家所建议的相反，他们认为教师应少使用展示性问题而多采用参考性问题以提高学生使用语言的能力。

3.服务性会话中的问答模式

Merritt在他的文章中讨论了顾客的提问和服务员的回答。他研究了顾客和服务员之间面对面的谈话，谈话旨在满足顾客对于某种服务的需要，以及服务员提供此服务的义务。他把此类谈话分为以下四类：

（1）锁链式：问题1—回答1—问题2—回答2

顾客：你这儿有黑莓酱吗？

服务员：有。

顾客：好，可以要半品脱吗？

服务员：当然。

（2）结合式：问题1—回答1/问题2—回答2

顾客：你这儿有丹麦山核桃吗？

服务员：是的，有。/您想要些吗？

顾客：好。

（3）内嵌式：问题1—问题2—回答2—回答1

服务员：您想要什么颜色的？

顾客：有纯色的吗？

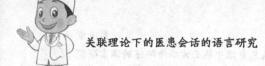

服务员：没有。有黑的、蓝的、红的、橘色、浅蓝、深蓝、灰色、绿色……

顾客：哦，给我拿个深蓝色的吧。

（4）省略式：问题1—（回答1）/问题2—回答2（或者问题1—问题2—回答2）

顾客：有万宝路吗？

服务员：硬的还是软的？

顾客：硬的。

服务（转身去拿）。

4.采访中的问答模式

对于那些调查问卷形式的"采访"来说，涉及接近日常谈话的问题很多。这是因为"采访"实际上就是一个言语行为。Wolfson还收集了许多人对"采访"给出的定义，他们都不约而同地提到了问答模式："'采访'就是两个人或多人之间的提问和回答的谈话""'采访'就是一个人在提问，另一个人在回答""'采访'就是有个人问你许多问题，你回答他们"。

Button指出"采访是由一系列问题和谈话组成的"。此外，Sacks和Schegloff指出，日常会话中的一些谈话的序列（比如提问和回答）是紧密联系的组合，形成了与其他相邻对不同的特征。因为采访是由一系列的问题和答案组成的，所以对于采访者来说，同被采访者一样，他们都不知道接下来要问什么样的问题，因为这也取决于被采访者的回答。除此之外，Button还讨论了采访者和被采访者是如何组织和安排他们之间的交流的。再从被采访者那里得到回答后，采访者也许：①给出评价；②在保留之前问题的某些方面的前提下问另外一个问题；③问另外一个与之前问题和被采访者给出的回答都没关系的问题。

5.医患谈话陈述病情时的问答模式

医患谈话由两个明显的部分组成：询问和收集信息阶段，之后是诊断和治疗阶段。这里我们只回顾陈述病情时的问答模式，陈述病情属于并且由其主要构成了收集信息阶段。许多学者对陈述病情这一阶段都做了研究，他们当中很多人都讨论了问答模式，因为它是医生在收集患者信息时最常用的也是最有效的方法。

Mishler指出在就诊时，医生和患者经常关心的是不同的领域：医生从医学的角度注重的是对病情的评估和治疗，而患者从生活经验的角度关心的是个人恐惧、担忧和其他日常的生活环境。为了行使权威，医生往往都会压制患者的担心。他还指出这种压制在陈述病情时最基本的机制就是表现在这个简单的由三部分组成的序列上：

医生：询问病情

患者：回答

医生：给出评价或认可，接着提下一个问题

Mishler认为这种序列结构事实上表现出医生控制了三件重要的事情：某一个话题的发起，话题内容的发展，以及患者能够回答的程度。Robinson提出患者至少因为三种原因去看病：新问题、后续问题和定期问题。对此，医生也有相应的提问模式。对于新问题，医生提问的目的是了解患者的病情。比如：我可以帮你做什么？你来看病有什么原因？我该怎么帮你？怎么啦？所有这些提问模式都是旨在让患者说出医生不知道的情况。对于后续问题，医生提问的目的是了解出现的新情况。所以，这种提问模式有三个特征：①表现出医生已经了解了患者之前的病情；②通常给出评价，或者着重关心患者的情况；③表现出医生对于之前治疗的肯定。比如：怎么样了，现在？对于定期问题，医生的提问目的是了解患者来就诊的原因是因为定期问题。但是这时医生经常面对两个问题：第一个是也许患者这次是来定期做检查的，第二个是也许患者这次来是因为有了新问题。所以，有一种提问模式可以涵盖这两个问题：

"有新情况吗？"通常来讲，医生会根据患者不同的情况提不同的问

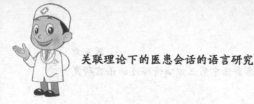

题，如果医生问了不合适的问题，那么患者在给出回答时便会产生困难或者延迟回答。

Gill与Maynard讨论了在医患交际中，患者是如何设计和提出他们的解释，医生对这些解释又是如何回应的。当医生针对某一病情收集信息时，也就给患者提供了解释这一病情的机会。他们把患者的解释分为以下两类：明显的解释，也就是患者明显地提出导致此病情的原因；暗含的解释，也就是患者只是描述病情、生活经验以及经历。另外，Gill与Maynard还指出当患者给出明显的解释时，他们希望医生能做出肯定或否定的评价，当患者给出暗含的解释时，他们则没有强烈希望医生能做出评价。当患者给出明显的解释时，他们总结了医生做出的三种回应模式。

（1）回应模式1

话轮1：患者的解释

话轮2：医生肯定/否定的评价

（2）回应模式2

话轮1：患者的解释

话轮2：医生的询问

话轮3：患者对询问的回应

（3）回应模式3

话轮1：患者的解释

话轮2：医生的询问

话轮3：患者对询问的回应

……

话轮n：医生肯定/否定的回应

医生提问的一些基本原则。从医生的角度来讲，陈述病情时提问题的目的是引导患者就病情和社会背景有用的信息提供一个"历史的"语境，从而使得医生能够了解患者的情况并做出诊断。从患者的角度来讲，这些问题给患者提供了描述自己情况的机会。他们指出，医生的问题至少有以下几个特点：第一，为患者的回答规定了一定的范畴；第二，包含了对患者健康、身体意识，以及对医学背景知识的预设；第三，表达了"偏爱"，也就是说，希望患者以某种方式回答：接受还是抵抗或拒绝。另外，他们还提出了询问病情的问题的两个基本原则：乐观原则和听者接受的原则。医生遵循乐观原则的意思是他们在设计问题时希望能从患者那里得到"最好的情况"或者"没问题"的答案。听者接受原则指的是问题的设计要顾及听话者的感受。最后，他们还比较了在陈述病情时一般问题和偶然问题的差别。一般问题为简短、目录式的问题，希望从患者那里得到"没有"的回答。偶然问题是针对之前回答所提出的特殊问题，通过偶然问题，医生可以更直接地获得与患者情况相关的信息。

有很多学者对问答模式从会话分析的角度进行了研究，讨论了它在不同情形下的表现：从法庭到课堂，从服务谈话到采访。但是，他们只是总结出了问题和回答在不同情形下的特点，很少有学者指出如何将这些研究结果运用到实际会话当中，使得日常会话更和谐有效地进行。就医患谈话而言，我们只回顾了问答模式在陈述病情中的研究，因为这是医生收集信息和患者描述病情时所采用的最常见的方法。然而，一方面，这一领域更多的是被外国学者所关注，我国很少有学者对此进行研究，只有王晋军讨论了医生与患者在会话中所用问句的差异。医生和患者所用的问句直接映射出两者之间的社会权势差异。医生所用的问句常常体现出拥有权势的优越感；而患者往往体现出顺从和尊敬。另一方面，几乎所有的学者都只关注医生和患者双方之间的问题和回答，没有人涉及第三方。

本书试图对第三方在医患谈话陈述病情中的作用进行全面的分析。从患者的角度，这里我们把第三方分为以下五类：患者的父母、亲戚、子女、配偶以及朋友。按照会话分析的研究方法，我们会对这五类第三方逐一进行分析。至于陈述病情阶段，我们主要关注当第三方在场时问题和回答的形式。

第二节　社会角色与话语角色

一、社会角色的定义和分类

社会角色指与人们的某种社会地位、身份相一致的一整套权利、义务的规范与行为模式，它是人们对具有特定身份的人的行为期望，它构成社会群体或组织的基础。从不同的角度出发，可以将社会角色区分为多种类型。

（1）按照人们获得角色的方式可以分为先赋角色与自致角色。所谓先赋角色，是指建立在血缘、遗传等先天的或生理的因素基础上的社会角色；自致角色主要是指通过个人的活动与努力而获得的社会角色。

（2）根据人们承担社会角色时的心理状态可以分为自觉的角色与不自觉的角色。所谓自觉的角色，指人们在承担某种角色时，明确意识到了自己正担负着一定的权利、义务，意识到了周围人都是自己所扮演的角色的观众，因而努力用自己的行动去感染周围的观众；所谓不自觉的角色，指人们在承担某一角色时，并没有意识到自己正在充当这一角色，而只是按习惯行为去做。

（3）按照社会角色规范化的程度可以分为规定性角色与开放性角色。所谓规定性角色，指有比较严格和明确规定的角色；所谓开放性角色，是指那些没有严格和明确规定的社会角色。

（4）从社会角色追求的目标上可以分为功利性角色与表现性角色。所谓功利性角色，指那些以追求效益和实际利益为目标的社会角色；所谓表现性角色，指不是以获得经济上的效益或报酬为目的，而是以表现社会制度与秩序、社会行为规范、价值观念、思想道德为目的的社会角色。

只要是社会成员，都会承担某种社会角色。当一个人具备了充当某种角色的条件，去担任这一角色，并按照这一角色所要求的行为规范去活动时，这就是社会角色的扮演。一般来说，社会角色的扮演一般要经历三个阶段。第一个阶段是对角色的期望。当人们在承担了某一种社会角色时，首先遇到的就是社会或他人对于这一角色的期望。为更好地承担角色，人们应当尽量了解社会或他人对这一角色的期望。第二个阶段是对角色的领悟。人们对角色的扮演虽然受到社会期望的影响，但是在更大程度上是他们自己对角色的认识和理解，即对角色领悟的结果。第三个阶段是对角色的实践。对角色的实践是角色领悟的进一步发展，是在个人实际行动中表现出来的角色。

角色距离就是一个人自身的素质、能力、水平与其所要扮演的角色之间的差异现象。一个人扮演社会角色，既然不完全就是其本人，总会与所要扮演的角色之间有差异，所以角色距离是普遍存在的。当人们的能力、素质与其所表演的角色是吻合的，他们便很容易"进入角色"。戈夫曼认为，"进入角色"需要具备三方面条件：第一，获得了承担某种角色的认可；第二，表现出了扮演这一角色所必需的能力和品质；第三，本能地或积极地在精神上和体力上均投入这一角色。

总之，角色距离是影响角色扮演成功与否的一个非常重要的因素。

二、话语角色

（一）话语角色的定义

话语角色的研究很早便已兴起，来自社会学、人类学、心理学、哲学和语言学的学者们已经逐渐地意识到它的重要性。在社会生活中，每个人总是处在一定的社会关系之中，并以一定的社会成员的身份与他人进行交往，而这种交往一般以语言为媒介，即进行言语交际。因此作为社会产物的社会角色，在言语交际过程中便转化为一定的话语角色。所以，话语角色是建立在言语行为角色基础上的，是社会角色的一个方面，是社会角色在言语交际领域中的具体化。在具体的言语交际过程中，交际主体具有多种潜在的话语角

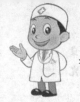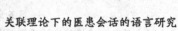
色和角色关系可供选择，然而一般说来，在同一时空点上每个人只能选择一种话语角色，交际双方每次只能以一种角色关系进行会话，这是交际主体话语角色扮演的必然要求，否则就可能导致话语角色不明或话语角色混乱，影响话语角色的成功扮演。

（二）话语角色的选择和得体性

一旦进入实际的交际过程，面对特定的交际对象，为了达到交际的目的，人们就必然要选择合适的话语角色。胡习之总结了交际主体如何进行话语角色定位：人们应当注意：①自己的交际动机与交际目的；②交际场合；③角色规范在特定情景下所能发挥的实际约束力；④与对方的人际关系，对方的社会地位及心理。在选择了合适的话语角色后，人们在交际过程中还应当注意话语角色的得体性。因为它是话语建构和话语理解的基础，也能有效地协调人际关系，促进社会合作。一方面，话语角色的得体性要尊重社会角色的复杂性；另一方面，它要尊重语言变体的多样性。此外，话语角色得体性的一般原则是：①话语建构主体的话语组织行为要符合自身角色及双方角色关系；②对他人角色关系的定位要准确；③对言语交际双方话语角色关系认知定位要得体。

这里介绍了本书所需要的理论框架：会话分析概述和其在医学上的运用，社会角色和话语角色的理论。下面我们将运用会话分析和社会角色的理论来分析第三方在陈述病情时所起的作用。

第三节　医患会话中第三方病情陈述的交流分析研究

　　首先，按照第三方是否与患者存在血缘关系的标准，我们将第三方划分为两类：第一类是与患者有血缘关系的第三方，第二类则没有。其次，我们可以将第一类的第三方划分为患者的父母、子女以及亲戚（包括兄弟姐妹）；同样对于第二类的第三方我们可以划分为患者的配偶和朋友（包括同学、同事等）。本节将采用会话分析的研究方法并结合社会角色的部分理论，对上述的五类第三方进行分别探讨，分析他们各自在陪同患者就诊时，在陈述病情这一环节中所起的作用。也就是说，当医生提出问题时，第三方的回答与患者的回答之间有什么不同。如果患者在整个陈述病情这一环节中没有开口说话，第三方又是如何独自描述患者的病情，并且确保医生能够从中得到足够的信息？

　　一、第三方为父母

　　许多患者，尤其是孩子都会在父母的陪同下去看医生。我们首先来探讨父母在陈述病情时所起的作用。为了便于讨论，我们将按照父母是否独自陈述病情这一标准将语料分为两类。

　　（一）父母和患者共同陈述病情

　　医生通过问患者"怎么啦"这一开放式问题来首先引出话轮，由于此问题很明显是针对患者提的，所以患者马上做出了回答。这种"提问—问答"模式形成了一个典型的相邻对。考虑到这个回答是及时的且是充分的，医生便继续询问其他问题以便从中寻找有用的信息"有没有黏的东西？"与上述回答所表现出的及时性和简洁性不同，通过发出"嗯"的声音患者显示出了

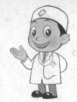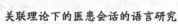
对自己此回答的不确定。另外，这是一个只需回答有或没有的问题，但是患者却没有按照医生原有的意愿回答没有，而是增加了一些新的信息，"有稀的，黑水水"。这种答复可以被看成是"扩展回答"。所谓扩展回答，是指对问题的回答和简短的解释。

（二）父母单独陈述病情

在分析完父母和患者共同陈述病情的语料后，我们来看只有父母单独陈述病情的情况。这种现象很常见，尤其是当患者是儿童时。

同样，医生通过向患者提问"怎么了，小朋友？"来引出话轮；但是，与上一个例子不同，这次母亲很快给出回应："脚给崴了"。因为患者是一个不到三岁的小孩子，所以对她来说很难独自向医生陈述病情。理所当然，母亲便成了她的代言人。通过上一个回答，医生了解到母亲将会在接下来的交谈中代替患者陈述病情，因此他直接转向母亲提出第二个问题和一个要求：把患者的鞋和袜子脱掉。因为崴脚这种情况对于一般人来说相对比较普遍和熟悉，因此大多数父母对此都会有或多或少的常识。这里，在给患者脱鞋和袜子的时候，母亲便根据自己的理解向医生提出了她的担心："我是怕她伤到骨头，要是伤到骨头应该是一下也不能走了，是不是？"从母亲的这句话中，我们可以看出两个明显的特征，第一，尽管根据常识和自己的理解，母亲认为如果伤到骨头，那么患者将不能走路，但是她却使用了表示不确定的一些字眼来阐述自己的观点："我是怕……""要是……"，目的是故意降低自己对专业知识的了解，从而维护医生的权威。当患者对自己的病情做出解释时，他们通常不会说是自己亲身经历的或者使用某些肯定的表达。第二，在这句话的末尾，母亲使用了反问句"是不是"，我们可以将它看成是一个有标记的表达，目的在于引出医生的评价。可以看出，医生很快对此做出了评价"不是"。在医生检查完患者受伤的脚后，母亲继续提出自己的担心，她都采用问句的形式，同样是为了引出医生的评价。

在这个例子中，由于患者是个小孩子，母亲则成了她的代言人，全权负责向医生陈述病情。因此，这里第三方无疑在陈述病情中起了至关重要的作用。在整个过程中，医生并没有提过多的问题，而主要是通过检查受伤的脚来获得有用的信息。然而，作为第三方的母亲却向医生提出了自己的问题。对于第一个问题，她采用了反问句的形式，第二和第三个问题她则采用了一般疑问句的形式，目的都是要引出医生的评价。

二、第三方为亲戚

当患者在亲戚的陪同下就诊时，通常患者和亲戚会共同陈述病情，亲戚很少单独陈述。因此，我们只来讨论患者和亲戚共同陈述病情的情况。

01 医生：怎么啦？

02 患者：肚子疼

03 医生：疼了有两天啦？

04 患者：噢，两天啦！

05 姑姑：她是这两三天发烧，完了在这个之前她叫唤了很长时间说她肚子不舒服。

……

12 姑姑：你自己说。

……

37 姑姑：嗯，她奶奶，她不是长期跟爷爷奶奶在一块儿生活嘛。

38 医生：嗯。

39 姑姑：他们怕她烧，然后给她打退烧针，后来我说这不行，得赶快带她来看看！

40 我是她姑姑！

41 医生：噢。

在这个语料中，患者和第三方，也就是患者的姑姑一同陈述了病情。一方面，患者负责主要陈述病情，在整个过程中起到了重要的作用；另一方面，姑姑在整个过程中起到了补充的作用。虽然如此，但是对于医生更详细

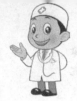

地了解病情来说，她所做的每一次补充都是很必要的。我们可以总结出姑姑总共做了三次补充。第一次，姑姑给出了一个扩展回答，通过增加额外的信息来支持患者之前所做的陈述；第二次，姑姑故意降低了自己对于可能导致此症原因的理解，目的是维护医生的权威；第三次，在就诊即将结束时，姑姑主动告知医生此次前来就诊的原因以及她和患者的关系。

三、第三方为子女

当患者在子女的陪同下就诊时，在大多数情况下，患者和子女共同陈述病情；有时当患者由于年龄过大无法陈述病情时，由子女代替患者向医生陈述病情，也有个别情况患者独自陈述病情，子女只起到陪同的作用（这种情况本文不作讨论）。所以，按照子女是否独自陈述病情这一标准，我们把这部分的语料分为两类。

（一）患者和子女共同陈述病情

当患者在子女的陪同下就诊时，在大多数情况下，患者和子女共同陈述病情。

01 医生：你咋啦？

02 儿子：不是腰不是啥了腰椎间突出啦是咋了，是腰疼了！

03 医生：腰椎间突出你拍这个片子干嘛？

04 儿子：嗯，是疼的，现在，是（音辨识不清）压的，这个腿也是发软的。

05 医生：让我看看。

06 医生：哪儿疼？

07 患者：就是这里，腰！

在这个例子中，患者和第三方，也就是患者的儿子共同来陈述病情。首先，同样由医生向患者提出"你咋啦"这一问题来引出话题，虽然此问题明显是针对患者本人提出的，但是患者儿子却抢先做出了回应。从他所给出的至少存在两处自我修正的这一答复中，我们可以看出他在故意降低自己对这一病情的了解程度以便维护医生的权威：首先，他提到了患者的腰，但是在短暂思考后进行了第一次修正，用"腰椎间突出"代替了之前的表达（第2行），这在医学中是一个专业的术语；其次，考虑到自己的表达太过专业又不知道是否正确，于是他进行了第二次修正，用"腰疼了"代替之前的陈述（第2行），这一说法对于大多数人来说都很普通，既让医生明白了患者的情况，又避免了使用过于专业的医学术语，使得医生更容易接受。对于医生提出的下一个问题，儿子也相应地做出了解释：因为腰疼引起了腿疼，所以之前拍了腿的片子；同时他也向医生表达了此次前来就诊的原因：就是想再拍个片子，不知道应该拍哪个部位。以上通过儿子的描述，医生了解了患者的病情以及就诊的原因。接下来，医生通过一系列的问题来询问患者具体的感受，这时儿子也把回答的权利转交给了患者，以下的所有问题都是由患者亲自来回答。值得注意的是，在经过仔细的检查后，医生对于患者的病情得出的结论是"椎间盘突出"（第19行），这与一开始儿子的想法是一致的，由此我们更能清楚地看出儿子在对患者的病情有一定认识的情况下，却故意降低自己对病情的了解，目的只是维护医生的权威。

（二）子女独自陈述病情

有时，当患者由于年龄过大无法陈述病情时，则由子女代替患者向医生陈述病情。在绝大多数由患者和子女共同来陈述病情的情况下，患者主要负责回答医生的问题，而子女则起到了补充的作用，帮助患者提供一些额外的信息以便让医生更准确地了解病情。现在我们从社会角色上来分析这一现象。虽然都有血缘关系，但是子女这一社会角色显然与父母和亲戚都不相同。对于患者来说，子女是晚辈，在完全有能力的情况下，父母会自己陈述病情，更多地希望子女起到陪同的作用，对于医生来说，患者是成年人，他们也希望尽量由患者自己回答问题；除非由于身体原因或是年龄过大等因素，患者无法独立回答问题的情况下，医生才会向子女提问，这时他们也会避免问一些涉及病情具体感受的问题，而是用其他方法代替，比如先拍片

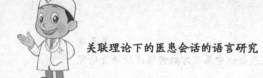

子再诊断。对于子女来讲，患者是自己的父母，当父母有能力独自陈述病情时，子女不应当完全代替父母来陈述病情，这一点符合患者和医生对子女这一社会角色的期望；但子女可以协助父母来陈述病情，帮他们补充一些额外的有助于医生更好地诊断病情的信息，从中也体现了子女对父母的关心。当患者无法独自陈述病情时，这时便需要子女完全代替父母来陈述病情，但是他们也只能起到向医生简单介绍病情的作用，并不能回答一些具体问题，这时医生和子女则会想其他办法来弥补这一情况，比如先拍片子。

四、第三方为配偶

从我们收集的语料来看，当患者在配偶的陪同下就诊时，通常患者和配偶会共同陈述病情。

01 医生：咋啦？

02 患者：我这是坐骨神经，不能坐。

03 医生：不能坐就是坐骨神经？以前看过？

04 患者：以前，噢，以前……

05 妻子：人们是说他，不是，人家大夫说他。

06 患者：腰椎间。

07 妻子：医务所的告他说是腰椎间盘突出。

08 患者：压迫的坐骨神经……

从这个语料中我们可以看出，患者和第三方，也就是他的妻子共同陈述病情，在整个过程中，除了涉及具体感受的问题外，妻子几乎参与回答了其他所有的问题。由于患者之前就此病情曾经看过别的医生，所以患者和妻子对这个病情有了一定的了解，掌握了一定的专业知识。但是医生对这一点并不知情，所以在患者用"坐骨神经"这一专业术语来回答医生提出的第一个问题后，医生随即提出了自己的疑问，并且询问患者以前是否看过此病，因为这个回答出乎医生的意料。这时，在打断患者的回答后，妻子开始向医生解释"人们是说他，不是，人家大夫说他，医务所的告诉他说是腰椎间盘突出"。在这句话中，妻子做了两次自我修正，目的是想通过引入第三方（这里我们所指的是除了患者和妻子的其他人）来降低自己对于这种病情的知识以达到维护医生的权威。首先，因为之前患者在回答医生的问题时直接用专业术语说出了病情的名称，这种做法不仅挑战了医生的权威，而且还引起了医生的质疑，所以这里妻子为了避免直接表达自己的观点，维护医生的权威，她采用了转述他人的话语来向医生解释为何患者知道自己病情的准确名称："人们说他是"；其次，考虑到相比普通人来说，医生得出的结论会更加地准确，因此妻子对之前的话做出了第一次修正，把"人们说"改成了"人家大夫说他"；最后，考虑到也许仅提到大夫还不是很充分，所以妻子再一次对自己的话做出了修正，"把人家大夫说"改成了"医务所的告诉他"。通过引入第三方的言论，第一，妻子成功地向医生解释了为何患者会直接说出病情的名称，维护了医生的权威；第二，因为此结论是由其他医生给出的，妻子只是转述他人的言论，因此对其正确与否并不发表自己的看法，也不负有责任。听完妻子的解释后，医生继续询问其他医生得出此结论的证据，当患者和妻子指出这是患者的职业病所致时，医生认可了这种结论，并且询问针对此病是否有过治疗，随后患者和妻子便说明了此次前来就诊的原因：想拍个片子。接下来，医生开始向患者提问一系列关于具体感受的问题"你跟我说哪儿疼"，在患者回答之前，妻子做出回应，并且要求患者向医生说明自己的感受"你给人家大夫说"，我们可以把这句话看作一个标志，表明此时妻子把回答问题的权利完全交给了患者，自己不会回答医生接下来所提的问题。直到医生最后提出治疗方法时，妻子才做出了回应。

在这个例子中，患者和妻子都参与到了陈述病情中来，我们可以看出两人在整个过程中都起到了很重要的作用。就妻子而言，除了涉及病情具体感受的问题以外，她几乎回答了剩下的所有问题。值得注意的是，与患者不同，在她的回答中，妻子通过引用第三方，也就是其他医务人员来减少自己的责任，维护医生的权威。就患者而言，他回答了涉及病情具体感受的问

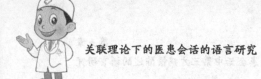

题。因此，从医生获得有效信息上来讲，二人的陈述都必不可少。

五、第三方为朋友

在绝大多数情况下，当朋友陪同患者看病时，患者会独自陈述病情。但有时，朋友也会和患者共同来陈述病情。

01 朋友：医生，她这儿长了个疙瘩。

02 医生：这儿疼？

03 患者：嗯。

04 医生：噢。

05 朋友：就是那儿，那儿感觉有一个疙瘩！

06 医生：嗯，是。

在整个过程中，我们可以看出朋友的陈述只是起到了介绍的作用。一开始，朋友就迫不及待地告诉医生患者的情况，"她这儿长了个疙瘩"，等医生结束与上一位患者的谈话后，医生对此做出了回应"这儿疼？"从这个问题我们可以知道医生虽然没能及时做出回应，但显然认可了朋友的陈述。接下来，朋友把她了解的情况又重新向医生做了一番陈述"那儿感觉有个疙瘩"，"胳膊上这地方还有一个"。此时，朋友完成了自己的任务，当医生向患者进一步询问病情时，朋友便不再开口，把回答的权利完全转交给了患者。

虽然患者没有从一开始就参与到陈述病情中，但是我们仍然认为患者在整个过程中起了主要的作用，整个过程的进展都是在医生和患者的问答中展开的，医生从患者的回答中寻找认为对病情有用的信息。而作为第三方的朋友，虽然在一开始便向医生描述患者的病情，并且把自己了解的情况都一一对医生做了陈述，但是在整个过程中，也只是起到了辅助作用，对于其他更详细的情况，朋友无法替患者回答。所以在接下来的序列中，朋友退出了陈述病情的行列，把回答问题的权利完全交给了患者。这一现象同样也符合人们对于朋友这一社会角色的期望。对于患者而言，朋友更多的是起到陪同的作用，并没有期望朋友能够在陈述病情时起到多么重要的作用，对于医生而言，他不会了解朋友与患者的亲密程度，因此他更希望由患者自己来陈述病情，同样也没有过多地期望让朋友来替患者陈述。所以，在绝大多数的情况下，朋友只起到了陪同的作用，并不参与到陈述病情中来，这种表现符合他人对朋友的期望，朋友也很好地完成了对这一角色的扮演。对于朋友而言，也明白他人对自己的期望，但同时也希望自己能够完全进入角色，尽量地去协助患者，所以有时会把自己知道的情况告诉医生，但是基于对角色的理解，他们不会去完全取代患者。

第六章

关联理论下医患会话中
诊疗结果给出序列的语言研究

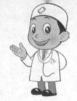

好消息和坏消息普遍存在于我们的日常生活中。正如Maynard（2013）所言，等待，然后再接收到消息，人们在恐惧、失望、沮丧、满怀希望、狂喜和其他情绪状态中循环，接收到的消息无论是好是坏都深刻地影响着我们。在医患交际中，不管患者的状况是好是坏，医生都得告知他们。针对不同性质的消息，医生和患者如何相互作用，如何安排医疗诊断消息的告知序列，如何使医疗就诊顺利地进行下去，对于确保医患交际的成功进行，以及提高医患间的相互理解都是至关重要的。

第一节　医患交际中好消息与坏消息的不同研究方法

一、社会语言学方法

许多研究者运用社会语言学的方法对好消息和坏消息做出了分析。在医患交际中好消息和坏消息的社会学研究主要包括两方面，即医生的权势和医患关系。

大多数社会医学家和医疗专业人士认为在医疗背景中，医生以他们所拥有的专业知识为基础来保持医疗权威。在诊断过程中，医生的权势得到强化。Parsons指出医生具有专业技能，他的专业技能和专业措施是无法为非专业人士评价的，因此非专业人士只能依靠医生的权势做出有限的评价和实施措施。医生拥有专业技术知识使他们具有特权去选择药物和患者的去留，并且决定是采用外科手术还是其他治疗的步骤。因此医生停留在自己的专业权威地位上，而不必向患者提供具有说服力的证据去说服患者认同他的发现和建议，因而患者被相应地排斥在诊断过程之外。这样一来，患者合乎逻辑和具有意义的叙述被抑制了。Parson和Freidson也同样指出医生拥有的专业技能和科学知识使他们有权决定采取外科手术和别的治疗步骤，而患者却没有这种知识和特权。Heritage与Maynard在诊断告知的分析描述中增加了一个新的层次，他们认为在具有专制成分的医患交际中，诊断序列中也有一些医患相互作用的因素，这些因素使医生对诊断中应用的证据加以负责，并且维持了相互间的理解过程。虽然在诊断信息传递中，患者被考虑在这一过程中，但医生在告知病情中，仍然具有特权专制性，从中我们可以看到诊断是他们所专有的特权。

长期以来，医患关系被理解为医患研究的重要内容之一。在好消息和坏消息诊断方面，研究者已经将注意力从医生特权的研究重点转移到患者以及医患关系上。在考虑患者对坏消息回应的同时，也关注各种社会及心理因素。格拉泽（Glaser）与施特劳斯（Strauss）分析了在接收消息过程中的总体趋势和普遍状态。在20世纪70年代后期，一种新的医患关系开始出现。在*Sciewce*杂志上，Engel提到一种医疗模型，提议必须将患者以及患者所生活的社会环境和社会系统考虑在内。虽然Engel是一位内科医生而不是一个社会语言学家，但是他强调了社会环境，指出社会环境汇集了自然语言和社会交际，通过这一媒介诊断消息被告知和传递。同时，Tannen与Wallat等社会语言学家也把注意力集中在语言表现内容上。例如，坦嫩（Tannen）与沃特（Wallat）曾探讨了语言地域性所表现的不同意义。Mishler区分了"医学声音"和"社会声音"。

此外，很多研究关注类似于癌症、死亡等此类坏消息中的医患关系。例如，蒙塔泽（Montazeri）、罗伯特（Robert）、米尔罗伊（Milroy）与麦克白（Macbeth）进行了一个癌症交流的调查，总共有82个采访被分析。和诊断相比较，研究表明患者很乐意去谈及每天的生活经历和文化及社会价值。数据表明，尽管医生在传递有效医疗时进行了大量的尝试，但与患者间的合适的交流仍然有限。弗里德里克森（Friedrichsen）、斯特兰奇（Strang）与卡尔森（Carlsson）关注了告知癌症患者的医患交际。通过对不同性别、年

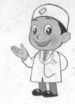

龄的患者的调查，他们发现医生希望有能力帮助患者，并且知道患者能够承受的程度。从患者满意和不满意的方面来说，他们划分出了六类医疗专家：①缺乏经验的专家；②太重感情的专家；③粗暴而直接的专家；④和善但是语言不得体的专家；⑤冷漠的专家；⑥热情的专家。此外，四种医患关系也被描述。Chiu、Lee、Gao、Parker、Ng与Toh提出了解癌症患者喜好的重要性，以便在交谈中发现什么样的坏消息应该被告知，目的是维持医生和患者的良好关系。听到有关癌症病患的巨大影响往往是毁灭性的，因为这个诊断告知包含着不可治愈的消息、无效的疗法、降低了的生活质量和接近死亡的气氛，Per Skyla运用特定的例子去阐明医生对病情的控制以及对病情的特殊确认。

社会语言学的研究方法成功地把社会因素引入好消息和坏消息的研究中，社会语言学家的研究分析为我们对特定的交流的成果和动态理解医患交际做出了显著的贡献。它涉及了数据的收集、关系的确立以及共同了解诊断程序和预先信息等方面的内容。

二、会话分析方法

一个消息的宣布可以作为一个话题的发起，或是被看作一个提前预告。杰弗逊（Jefferson）认为消息告知由四个部分组成：①消息宣布；②消息回应；③消息确认；④消息评价。Sacks在讨论会话中"高兴"和"悲伤"感情是如何表达时，展示了消息告知序列的四个部分：宣布、告知、回应、详细描述和评价。最近，Maynard把这些观点提炼成一个更普通的消息告知序列，应运于好消息和坏消息的分析中。NDS是一个由四部分组成的告知序列，包括消息宣布、消息回复、详细描述、评价。Beach利用NDS分析了一个父亲和儿子如何面对孩子母亲得癌症的消息。他提到了三个精细行为：①发起，预测，逐步扩展到坏消息；②对妈妈的诊断消息的传递与回应；③接收恶性肿瘤的消息（也就是澄清接收的消息，逐步意识到这个消息的结果）。特别值得关注的是，在处理关于妈妈癌症诊断的坏消息和不确定的消息时，儿子如何默默承受社会行为的回应，分析也同样关注儿子如何通过抑制对坏消息的情感反应来避免情感过分流露。此外，其他语言学家也就这个话题进行了研究。Maynard与Frankel探讨了医生和患者如何接收和设置诊断消息告知序列，它们发现好消息和坏消息在告知和回应方面表现出强烈的不对称。通过对初诊中信息的分析，消息告知序列中的好消息和坏消息的不对称已被证明。

尽管已有很多研究提及在好消息和坏消息的告知中存在着一种模式或过程，但只有很少的学者研究过它。普林斯奇（Pudlinski）研究了65次真实医患交际中的93个潜在的鼓励性行为，为改善医患关系提出了建议；他还发现当医生告知附带着问题的好消息时，他们会用四种不同的方式去认可这个好消息，并且鼓励暗示出应采取的行为。他描述了医生在好消息告知序列中的不同的鼓励方式：积极的评价；规约性的评价；对既定治疗的认可，再次评价。医生必须做出比最低限度要求更多的评价，以鼓励和支持好消息。Maynard与Frankel在2003年通过比较心血管疾病和癌症的好消息和坏消息，区别了好消息和坏消息在结构方面的差异。结果表明：医生在提供好消息时，或多或少都会在患者的赞同下做出立即反映，很少有犹豫或停顿，之后很快地引用心电图来加以证明，顺利地推进诊断进程。同时，患者也毫不迟疑地表示对诊断消息的赞成和认同。另一点是好消息中体现的不平衡性在于好消息告知方式是开放式的，即直率地告知和直接地接受。有的好消息从语义上表现出积极的告知和接收。但总的来说，他们的研究没有清晰地比较出好消息和坏消息在序列和策略上的不同。这也是本书探索的目标之一。

关于坏消息的传达，现有的文献主要是有关专业人士对患者或患者家属传达信息的研究。卡拉克（Clark）与拉布夫（Labeff）通过对医学专家和法律人事告知坏消息的社会行为进行了研究，他们把整个告知序列分为准备、告知、接收和结束阶段。派泰克（Ptack）与埃伯哈特（Eberhart）确认了传达坏消息时实验数据的重要性，同时他们指出研究应该从简单的问题着手，

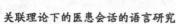

也就是说，在谈论如何告知坏消息之前，应首先考虑如何传达消息才能使人们更容易地接受这个既成事实。他们重点强调了沟通在传达信息中的一文中对坏消息的告知策略做出了研究：在帮助患者接收坏消息时，预先告知似乎比回避或直截了当地告知更能帮助消息接收者意识到坏消息。预先告知包括言语和非言语的相互交流。坏消息的传达者提前给出暗示，从而使接受者对此做好心理准备。Maynard关心的不只是坏消息本身，他还关注了坏消息的组织形式和社会认可度，揭示了坏消息涉及者和参与者试图重新构建有意义的世界的过程。

Maynard与Frankel对告知和接收好消息和坏消息时截然不同的态度进行了讨论。他们指出坏消息的传达可能会影响到医生和患者之间的稳固关系。此外，通过人们对好消息和坏消息的反应，他们发现人们对坏消息的反应更迟缓些。他们把好消息和坏消息告知的不均衡性分为两种情形：一般不均衡和主要不均衡。其特点表现在：首先，告知癌症患者情况大大不同。在告知癌症患者时往往显得更迟疑和拖延。因为患者对医生不同的告知序言会给予不同的期待和回应。其次，医生在说明严重病情时，总是小心翼翼。对诊断情况的回应中，人们往往会有以下几种反应：迟疑、沉默、寡言少语。他们根据序列迟疑的特征，阐明了信息告知和回应的三种形式：告知第三方消息；告知消息传递者消息、告知对方消息。但是他们的研究掩饰了人们如何传达和接收好消息和坏消息的很多细节。

桑多（Sundow）进一步把死亡作为一种社会系统过程开展了研究。他发现通过医院工作人员，包括医生、护士、助手、勤杂工、医院的教士等相互作用和互相合作，使得这些过程被限定和掌控。Sudnow明确了信息交流的最小化，包括医生和患者之间以及和家庭成员之间的直接交谈，并试图使患者的死亡和死亡过程在社交中得到告知。近来，布洛迪（Bordy）和Miller调查了医生和护士如何准备一个适当的和互动的环境去解决死亡这一"可怕的问题"。而奥尔特（Holt）在1993年提出一种特殊的死亡信息传达方式：引导患者对死亡持乐观的态度，其中包含死亡宣告的序列的结构分析和设计。她总结了死亡宣告的三种方式：提前暗示，提供保障性说明，描述消息获得的情形。所以，到目前为止，好消息和坏消息扰乱了以往固定的社会秩序，因为作为参与者采取行动去恢复以前的秩序，那么分析成功的医患交际就十分有意义了。研究好消息和坏消息在医患交际方面也引起了更多的关注。

第二节 医患会话中诊疗结果给出序列的交流分析研究

一、Maynard的消息告知模式

Maynard消息告知模式包括四部分：宣告、宣告回应、详尽说明和评价。Maynard在Sacks研究的基础之上发展了适用于好消息和坏消息告知的消息告知序列。

人们在交流消息时，通常遵照上述序列结构。但在实际交流中，消息回应话轮会有些变化，因为消息接收者会有不同的反应去阻碍或激励消息提供者对消息的具体宣告。从话轮的设计来看，接收者的意图能被识别。在医学上，医生的诊断结果是否被患者接受，在回应话轮中体现得十分明确。所以消息的告知序列将会支撑下一部分有关于好消息和坏消息告知序列的不同的分析。

二、好消息和坏消息的定义与分类

好消息和坏消息的本质区别在于以下三个方面：第一，参与者共同接受一些事情的信息，但这些信息只有当参与者去互动地解读它的时候，它才被称为信息；第二，社会成员总会认定一些消息为好消息，如订婚、有个健康的宝宝、获得好的成绩等，而且在互动中确立了这个标准；第三，消息直接

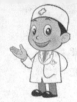

作用于某个或某些对象，他们是这个结果的承受者。由此可见，当参与者告知和接受好消息和坏消息时，他们已经有一个标准在自己的头脑中，并且也受他们的实践活动决定。博尔（Bord）等人认为消息无论如何都只是一种信息。消息的好与坏，是在特定环境下由接受者和告知者所表现的一种信念、价值观和反应。

除此之外，一些语言学家也从韵律学的特征出发，给出了关于好消息和坏消息的定义和说明。弗里兹（Freese）与Maynard分析了好坏消息的陈述具有典型的韵律学方面的悲伤和快乐的特征。通常情况下，在传达好消息时，人们表现的是一种欢快的节律，而在告知和回应坏消息时，人们表现的是一种遗憾失望的节律。好消息总是声音洪亮，而且语调会突然地上升和加速。有时，它产生一个高音，并持续高音音域。而坏消息，往往会拉长音且保持下降音域。对于社会心理学家，坏消息和好消息都有着日常生活经历的普遍特点。有的消息可以使听者产生周期性的恐惧、绝望、抑郁、希望、喜悦、狂喜和其他的情绪状态。这些好消息和坏消息的经历以大脑中的残存信息影响着参与者。布朗（Brown）与库利克（Kulik）也认为人们对事件的后果保留着具有鲜明特点的"强烈记忆"。除了大规模的公共事件外，人们经常保持着对个人有极大冲击的信息的强劲回忆，如同事和朋友的死亡。所有这些"强烈记忆"都集中在具有不良作用的坏消息上。对此，斯科特（Scott）与潘索达（Ponsoda）却表达了不同的观点，他们认为这种"强烈记忆"也与具有积极作用的好消息有关。所以从社会心理语言学的角度来看，好坏消息有着共同的特点，它们是影响或打扰人们日常生活的生动记忆。

从心理学的角度看，好坏消息是截然不同的。例如，在通常情况下，人们都拒绝接受亲人的死亡，不喜欢疾病，痛恨失败，抵抗损失，而喜欢享受生活，庆祝怀孕和生日。当人们在一些工作中获得成功时，他们会很开心，当他们获得新事物的时候他们会感觉良好。没人喜欢谈论或听见死亡或疾病、差分数或降级、解雇或没被雇用等的消息。从心理学的角度看，好消息意味着获得，而坏消息则意味着失去。

在本书中，好消息和坏消息的区分将结合医疗原则，并把它们放置在告知和告知回应序列进行解读。准确地讲，好消息和坏消息的种类将根据遭受疾病的时间和治愈的可能性加以划分。如果患者所患疾病仅仅是一些小毛病，患者只是在很短的时间内遭受它的折磨，且这样的疾病不会影响患者的日常生活和整体健康，也不会给患者引起更多的麻烦或者伤害，我们把这种疾病的诊断消息定义为好消息。如果患者所患疾病较严重，不仅持续的时间长，而且影响患者的日常生活和整体健康，有时甚至给患者的健康造成很大的伤害，甚至危及患者的生命，这种消息被称为坏消息。

具体地讲，好消息可理解为：①就诊断而言，这不是疾病，只有一种心理作用，因为身体根本没什么问题，身体处于健康状态又没有任何受损，根本不需要吃药或治疗，这无疑就是好消息。这种诊断消息被认为是第一类好消息，即最佳好消息。②就诊断而言，这是一种疾病，但它是一种临时状态，不需要吃药，过一段时间就会自然康复，就像轻微的感冒一样。这类消息被认为是第二类好消息，即中度好消息。③这仍然是一种疾病，但经过吃药或治疗之后很快就会恢复健康，这也是好消息，即一般好消息。

相比之下，坏消息总是涉及"可怕""不好""悲伤"或"惨痛"等感觉。这种感觉一般长时间存在，人们会花费大量精力去治愈它，尤其当疾病永久地伴随和影响人们生活的时候。从疾病的严重程度看，诊断的坏消息可以分为三类：①诊断消息是一种病痛，患者遭受了长期的痛苦，疾病对患者的生活影响很大，但是经过仔细治疗之后可以康复，比如慢性咳嗽。这类诊断消息被认为是轻微坏消息。②诊断消息是一种病痛，而且是一种长期慢性病。但它无法治愈，将永久地伴随患者的一生，而这种病痛不会导致死亡。这种病痛或它的并发症能够得到控制但不能彻底治愈，如糖尿病等。这种病痛的诊断消息被称为中度坏消息。③对于某些特征的疾病，如癌症和心脏病等。这些是十分严重的，也是无法根治的，而且它们具有对生命的威胁性和

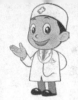

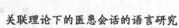

扩散性。听到此类消息是一种毁灭性的感觉，因为这种诊断传递了一种无法救治或疗效不佳，以及降低生活质量和隐约附带着死亡的威胁，这种消息称为严重的坏消息。

三、好消息和坏消息的告知序列

医疗诊断过程可以相应地分为六个阶段：就医开始—诉说病痛—医疗检查—做出诊断—给出治疗建议—就医结束。这"六个阶段模式"是医疗就诊的一般性流程，是个理想的标准模式。但这个模式的六个阶段并不总是完整地出现在每次医疗就诊中。我们的研究将关注六个阶段中的诊断告知阶段。

告知诊断消息是医生向患者陈述诊断信息的行为，如何成功地表达好坏消息是一个复杂而艰巨的任务。在诊断消息的告知过程中，整个诊断告知序列通常潜在一个预先宣告行为。预先宣告行为是用来处理医患交际中主要突发事件的一种策略，就是向消息接受者提前预告一些信息。预先宣告行为可以帮助听者理解随后话轮内要宣布的好的或坏的消息。预先告知在宣告坏消息时尤为重要，是整个告知序列不可缺少的部分。

尽管存在一个完整的消息告知系列，但是好消息和坏消息的告知序列是不对等的。德鲁（Drew）认为在日常生活中，坏消息好像传播得更快，而好的消息往往被淡化；而在医患交际中，这种现象恰恰相反。在医患交际中，坏消息经常在稳固的关系中产生一种破裂和产生会话中合情合理的中断。坏消息总是隐晦曲折的，也就是说坏消息提供者会推迟消息的告知，直到告知序列的第三个成分，而且经常在迟疑之后才表明这个消息。我们将从以下两个方面来说好消息和坏消息在告知序列方面的不对等性：好消息和轻微的坏消息，好消息和严重的坏消息。

第七章

关联理论下患者的自我诊断与医生回应的语言研究

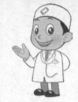
第一节　关联理论下患者的
自我诊断与医生回应的理论研究

　　当今，我国医患关系日益紧张，医疗纠纷时有发生，主要是因为医生和患者之间的交流存在问题。医患交际的方式对患者的行为和健康有不可低估的影响，如患者对医疗服务的满意度，对治疗建议的配合程度，对医学信息的理解以及生活质量等。为了使这种特殊的关系更加和谐，许多学者已经开始了医患交际的研究。然而，多数研究是在医学领域展开的，话题宽泛而不系统，且研究多基于经验和观察，结论相对主观。因此，为了进行更为客观和细致的研究，我们采用会话分析的方法对医患交际的一个特定方面进行研究，致力于为我国医患关系的改善做出自己的贡献。

　　在人们的传统观念中，患者消极且依赖性强，其任务仅仅是接受医生的医疗结论或建议，如诊断、进一步的检查建议或治疗方案。现在，越来越多的研究者意识到患者的观点在医患交际的过程中也很重要，应该受到足够的重视。在门诊交际的过程中，患者经常对自己的疾病提出自我诊断，虽然他们的诊断不够专业，甚至是错误的，但在一定程度上会影响医生的诊断过程或结果。比如，患者的自我诊断可以为医生提供更多有价值的信息，从而帮助他们快速而准确地进行诊断。因此，忽略患者的自我诊断可能会导致医生的诊断不准确或不全面。另外，医生对患者自我诊断的回应也很重要。如果医生没有做出适当的回应，患者可能会感到不满甚至不听从医生的治疗建议。因此，对患者的自我诊断和医生的回应进行深入研究可以加深我们对医患交际动态过程的理解，并为医生的医疗实践提供指导。

鉴于以上两点考虑，我们选择对发生在我国门诊的医患交际不同阶段患者的自我诊断和医生的回应进行了深入研究。本书的对象是我国门诊交际不同阶段患者的自我诊断和医生的回应。人们在感觉不舒服时往往会运用自己的医学知识来解释自己的症状。"患者对自己医学问题起源和结果的理解"叫作自我诊断。门诊交际的过程大体可以分为六个阶段，包括开始阶段、陈述来访原因阶段、检查阶段、诊断阶段、讨论治疗方式阶段和结束阶段。在开始阶段，医生和患者建立交际关系；在陈述来访原因阶段，患者向医生陈述自己的健康问题或来访原因；在检查阶段，医生对患者进行口头或身体检查；在诊断阶段，医生评价患者的病情；在讨论治疗方式阶段，医生在与患者协商的基础上详述疾病的治疗方式或提出进一步的检查建议；在结束阶段，医患双方结束门诊交际。根据我们所收集的语料，患者在开始和结束阶段之外的其余四个阶段都可能提出自我诊断。本文将详细地阐述患者在我国门诊交际各个阶段的自我诊断和医生的回应方式。此研究旨在发现我国门诊交际中患者自我诊断的方式和医生回应的方式。本章将回答以下几个问题：患者自我诊断的一般形式有哪些？患者在门诊交际的不同阶段对自我诊断是如何进行话轮设计的？患者自我诊断和医生回应的序列组织有哪些？另外，我们将分析确定患者自我诊断和医生回应的不同特点的主要因素。

诊断是医患门诊交际过程中的重要环节。人们通常认为诊断是医生的职责，因此许多研究人员在研究中都强调医生的权威性。例如，伯思（Byrne）与朗（Long）认为医生在告诉（或未告诉）患者他们的病情时通常持专制的态度。多数门诊咨询中真正诊断信息的陈述过程不超过2秒钟，医生很少向患者"推销"他们的结论。类似地，雅培（Abbott）发现暗示诊断推理的话语是医生的特权。希思（Heath）发现，在英国，患者对医生诊断陈述的回应通常仅限于最小回应。Perakyla认为在进行诊断陈述的过程中，除了有医生独裁主义的成分，医生和患者也会对诊断方面的问题进行交流。但他们的研究并没有区分好消息和坏消息的陈述。其他一些研究人员逐渐意识到了这一点，

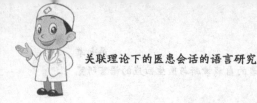

如Frankd与Maynard，开始他们只考虑坏消息，后来对好消息的传递和接受也进行了研究并分析了未定性的病例。

一些研究人员并不强调医生的权威性，而是强调患者的知识和对诊断过程的参与。例如，在《交际中的非专业诊断》这篇论文中，Ten Have讨论了非专业诊断似非而是的特征，认为诊断这项专业性的工作可以由非专业人员完成，接着介绍了关于医患交际的两个研究传统。一个主要研究医生的行为是如何影响患者表达观点和感受的；另一个采取整体结构的视角，将医患交流本身看作一种体裁。Frankd强调了患者自我诊断和医生对患者自我诊断引导的重要性。通过对许多关于自我诊断研究的回顾，Drew总结说患者的自我诊断可能发生在门诊谈话的各个阶段，而且陈述有时是很不专业的。但是，第一，患者有时会敏锐地意识到自己理论的非专业本质；第二，患者的这些想法和观点确确实实存在。或许这些观点从医学的角度看来很不现实，但完全忽略或不充分考虑这些理论和忧虑，或不对患者进行安慰可能会降低咨询的有效性，并最终影响治疗效果。这些研究的不足之处在于它们并没有仔细地描述或分析门诊患者对疾病的解释和医生回应的动态结构。Gill与Maynard在这方面进行了研究，提出在医患交流过程中检查阶段出现的患者的自我诊断会让医生和患者都处于进退两难的境地。患者的难题在于如何在不要求医生立刻回应的情况下，提出自己的诊断，以使医生对其进行考虑，医生的难题在于如何使医患的整个交流过程按顺序进行，而不是在资料的收集和分析之间来回跳跃或提前进入诊断阶段。通过对患者自我诊断的设计和位置的研究，以及医生和患者关于自我诊断谈话序列的详细分析，作者发现了医生和患者解决各自困境的策略。但是他们只限于对检查阶段患者自我诊断的研究，其他阶段的相关研究似乎并未引起足够重视；并且在该研究领域，中国的语料也并未受到关注，而这些正是本书将要做出改进的地方。

第二节　患者自我诊断的一般形式

Gill与Maynard发现在收集资料阶段，患者对自己疾病的解释包括三个基本成分：症状、引起该症状的原因和连接词。但是我们发现在中国门诊交际中，患者在做出自我诊断时并不一定附加症状的陈述，除了在陈述来访原因阶段提出的自我诊断，症状的陈述和自我诊断的提出经常是分离的。根据我们所收集的资料，患者自我诊断的陈述主要有七种形式，大多数都包括引起症状的原因和连接词。

第一种形式是患者使用"是"作为连接词。"是"可以单独作为连接词，也可以由"就""肯定""可能"等修饰以表达患者对自我诊断肯定的程度。由"是"引导的自我诊断可以是陈述的事实，如生活经历或情况、（设想的）身体状况、出现疾病的位置，如身体的某个器官。例如：

我可能认为是碰一下的。

我现在反正是做销售这块儿，就是压力比较大，没有别的暂时。

这两天是感冒了。

第二种形式是用"因为"在自我诊断中将生活经历或情况或设想的身体状况引出。例如：

我还以为是因为我锻炼少。

因为嗓子疼。

第三种采用"……的"的形式解释病情，在这种形式中，患者对病因的解释只限于生活经历或生活中的一些情况，而且一般之前伴有对症状的陈述。例如：

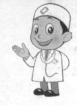

我这脖子酸疼，是累的，我给你看啊。

第四种自我诊断的形式是先排除一个较严重的疾病，然后强调自己（设想）的身体状况。连接词可以是"不是……，就是……""不是……，……的""没……，光……"等。例如：

（也不是鼻炎）就是打喷嚏，流稀鼻涕。

第五种是以"跟……有（没有）关系"的形式提出自我诊断，一般采用疑问的形式。例如：

那天回来的时候，好像办公室有点冷，跟那个没有关系吧？

哎，大夫，还有一个问题，脸上的疙瘩呀，毛孔也很大，跟这个有没有关系？

这等于是不是肾脏和心脏有一点关联呢？

第六种提出自我诊断的形式是"……引起的"，前面可附加（设想的）身体状况或身体的某一部位。例如：

是不是主要是颈椎引起的？

是不是这个病引起的？

最后一种是在不使用连接词的情况下提出自我诊断，可能直接提出，也可能以暗示的方式提出。例如：

没休息好？

我有高血压。

第三节 门诊交际不同阶段患者自我诊断的话轮设计

一、陈述就诊原因阶段

根据所收集的语料，患者在陈述就诊原因阶段提出的自我诊断主要有三种话轮设计。

第一种是患者直接表明自己得了某种病。在例1中，在陈述来访原因阶段，患者直接告诉医生他可能是感冒了。尽管患者在进行自我诊断的过程中使用了模糊限制于"好像"来降低自己话语的力量。

例1：

01患者：我感觉好像感冒了。

02医生：坐下，烧吗？

03（停顿2.0秒）

04患者：头有点儿难受。

第二种话轮设计是患者先排除一种较严重的疾病，然后提出自己对疾病的解释。在下面的例子中，在回答医生对患者来访原因的询问时，患者先排除了自己得感冒的可能性，然后说出自己的诊断，即上火了。

例2：

01医生：怎么不好？

02患者：没感冒（倒是）光上火（？）

03医生：哦。

04 患者：（？）

05医生：你说这个上火的症状有什么？

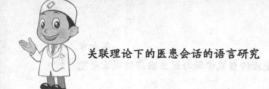

06患者：嘴上这儿起泡，你看。

第三种话轮设计是患者将自己对疾病的诊断嵌入一个包括多个成分的话轮里。患者通常先陈述自己的症状，然后提出引起该症状的原因，之后在同一话轮还可能加一些其他的成分。例如：

例3：

01医生：怎么了？

02患者：我这脖子酸疼，累的，我给你看啊……

03医生：哦。

04患者：嘎巴响。

05医生：哦。

在该例中，医生通过问题"怎么了？"引导患者陈述自己的症状，患者先说自己的症状是脖子酸疼，然后将该症状归结为因劳累导致，之后又加了另外一个成分，即他要向医生展示他疼痛的部位。患者将自我诊断嵌入一个多成分的话轮，这样可以降低迫使医生进行评价的程度。也就是说，医生可以选择对该话轮里的任何一个成分做出回应而并非必须对患者的自我诊断做出评价。

除了以上三种话轮设计，患者在陈述来访原因阶段提出的自我诊断还有两个比较普遍的特征。一个特征是患者在这一阶段一般会提出比较确定的自我诊断。这种自我诊断给医生进行立即评价的压力较小。但是也有例外，有时患者会用提问的方法来迫使医生立即评价，发生这样的情形往往是因为患者认为自己的疾病对医生来说很容易辨认。

在回答医生关于来访原因的问题时，患者提出自我诊断，即自己可能是长了青春痘，但是她对自己的诊断并不确定，因此向医生提问以得到确认。在这里，患者的自我诊断形成了"问题—回答"相邻对的前件，也就是说，这个问题使医生的回答，即肯定或否定的评价具有了条件相关性。在此例中，医生做出了肯定的评价。

另外一个特征是患者常常将自己对疾病的描述和对疾病的理解，即患者对疾病的自我诊断融为一体。在陈述来访原因阶段提出自我诊断的患者的疾病往往是较容易由非专业人员辨认出的常见病或（设想的）以前诊断过的复发病。患者通过提出自我诊断来陈述病情有利于提高医生的诊断效率，加速治疗建议的提出。

二、检查阶段

根据所收集的语料，在检查阶段，患者常常将自我诊断插入多成分的话轮，这样可以不迫使医生立刻进行评价。

（一）形式一：回答+自我诊断

在这一形式中，患者将自我诊断附加到对医生问题进行回答的话轮里，患者因回答问题而取得话轮，因此有机会在同一话轮里增加一些其他的成分，这样就能避免打断医生的检查过程。

例4：

01医生：嗯，有没有发热的感觉？

02患者：下午有时候热，呼的一下就出汗。

03医生：嗯。

04患者：不一定哪会儿，下午厉害，上午不要紧，

05下午三四点钟就呼的发热，

06出一头汗，好像是人家说的更年期吧，咱也不知道。

在第1行，医生问了一个有关患者症状的问题"有没有发热的感觉？"，在第2行，患者进行了回答。在医生第3行的形式同意标志"嗯"之后，患者又对先前的回答进行了较为详细的补充，回答完之后，患者添加了自己对该问题的诊断，可能是因为自己处于更年期，并通过"好像""人家说""咱也不知道"几个修饰语表明自己对此诊断很不确定。

（二）形式二：回答+自我诊断+其他成分

在该形式中，患者将自我诊断嵌入对医生问题的回答和其他话轮成分之

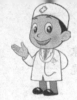

间。

例5：

01医生：怎么伤的？

02患者：学校打篮球了，

03跳起一落地，脚没站稳，就觉得腿劈了一下，

04以为是崴了脚啦，觉得好像没啥，这两天突然就给疼起来了，

05还肿啦，得到医院看一看了。

06我过来先拍片子，现在片子拍完了。

07你给看一看吧。

在第2行，患者在回答了医生的问题"怎么伤的？"之后，提出了自己当时的自我诊断，即以为是崴了脚了，然后继续描述自己的病情，接着又增加了一些其他成分。

（三）形式三：自我诊断

患者的自我诊断可以独立形成一个话轮而不包括其他成分，这时的自我诊断常常表现为患者的推测。

例6：

01患者：我不知道是不是血管的事，引起了这个。

02医生：现在的两条腿肚子地方还合适吗？

在这个例子中，患者在一个话轮内直接提出自己的疾病可能是由血管问题引起的，其后没有增加其他成分。用"我不知道是不是"来修饰其自我诊断，以便说明这只是患者自己的推测。

与陈述来访原因阶段不同，在检查阶段患者常常提出不确定的自我诊断。患者可以通过增加一些诸如"可能""估计"之类的修饰词来减轻自己的语气，降低自我诊断的肯定性。也可将自己提出的诊断归因到其他人，如"人家说是更年期吗"。通过这些方式，患者可以减小威胁医生权威的风险。

三、诊断阶段

在诊断阶段，患者的自我诊断常常独立构成一个话轮，而非嵌入多成分的话轮中。因为在这一阶段，医生已经做出诊断，患者打断医生检查过程的风险已经没有了。因此，他们不需要小心地将自我诊断插入多成分的话轮中而减小医生立即做出评价的压力。另外，患者在这一阶段的自我诊断常常是以问题的形式提出的，这表明患者尊重医生的医学权威。如果在诊断阶段，患者以陈述语气提出自我诊断，医生的权威则被公开挑战，医患关系也随之变得紧张。

提出自己对疾病起源的理解"不是抓的？"医生立即给出了否定的评价，并没有显示出感到自己的权威被挑战的迹象。

第四节　医生对门诊交际不同阶段患者自我诊断的回应

在这一部分，我们将探讨医生对门诊交际不同阶段患者自我诊断的回应方式。为了更彻底地理解医生的回应，我们总结出关于患者自我诊断和医生回应的序列组织，并举出实例对其进行分析。

一、陈述就诊原因阶段和检查阶段

虽然患者在陈述就诊原因阶段和检查阶段提出自我诊断的话轮设计不同，但是这两个阶段关于患者自我诊断和医生回应的序列组织却是相似的，只是患者自我诊断的发起位置不同。根据我们所收集的语料，在这两个阶段主要有四种典型的序列模式。

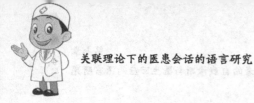

（一）序列模式一

话轮1：患者的自我诊断

话轮2：医生询问

话轮3：患者回答

……

话轮n：医生对患者自我诊断的评价

在这个序列模式中，患者的自我诊断和医生的评价分别是"自我诊断—评价"相邻对的前件和后件。但是在患者提出自我诊断后，医生并没有立即对其进行评价，而是向患者询问一些相关症状或可能，以及和患者自我诊断有关的生活经历，同时也可能对患者进行身体检查。这些问题对医生来说是有必要的，因为在这两个阶段，医生还没有开始收集或收集到足够的信息来做出诊断，他们需要对患者进行全面检查之后再对其自我诊断做出评价。患者也通过回答医生的问题和医生进行配合。因此，"询问—回答"序列构成了"自我诊断—评价"相邻对的中扩展。

例10：

01患者：我感觉好像感冒了。

02医生：坐下，烧吗？

03（停顿0.2秒）

04患者：头有点儿难受。

05（医生给患者夹上体温表）

06医生：怎么不舒服，现在？

07患者：累的。

08医生：没精神？

09患者：嗯。

10（停顿1.3秒）

11医生：几天了？

12（停顿0.2秒）

13患者：一两天。

14医生：一两天，吃饭好不好？

15（停顿0.2秒）

16患者：差不多。

17医生：吃饭也差不多，就是没精神，张嘴，把嘴张开。吃饭也行？

18患者：嗯。

19医生：就是没精神？

20患者：嗯。

21医生：反胃不反？

22患者：不反。

23（停顿0.2秒）

24医生：怎么没精神？睡眠不好，还是怎么？

25患者：不过，昨天晚上我就是睡的时间少一点儿。

26（停顿0.3秒）

27医生：没睡好，吃点药先看一看。

28患者：没睡好？

29医生：没休息好你肯定也没精神吗，今天吃饭还行？

30（停顿0.3秒）

31患者：今天中午没吃饭。

32医生：不想吃？恶心？

33患者：没顾得上吃。

34医生：累的，有点感冒，（停顿0.3秒）那你先输点液吧。

在上面的例子中，患者在陈述来访原因阶段（第1行）做出了自我诊断，说他感觉好像是感冒了。医生并没有立即做评价，而是向患者问一些关于其症状的问题，如是否发烧，现在感觉怎样，病情持续时间，吃饭情况等。当他得到所有的答案后，才在第34行做出肯定评价，即有点感冒。在评价之前还加上了导致该病情的原因，之后又附加了医生的治疗建议。在此例子中，医生的评价被推迟了。

下面例子中，患者在检查阶段提出自我诊断。

例11：

01医生：外出工作了？（停顿0.3秒）在外面过于晒过吗？

02患者：也没有晒过，就是前两天觉得嘴干得狠，

03上火啦，就是挺想喝水的，

04然后过了两天可能是吹空调来着，

05有一天吹完空调起来，（停顿0.3秒）

06脖子难受，

07头也涨，

08涨得厉害。

09医生：吹完空调就出去啦？

10患者：噢，睡觉的时候开的空调。

11医生：（停顿1.2秒）有汗吗？

12患者：不出汗。

13医生：不出汗，发不发热？觉不觉得自身有热的感觉？

14患者：也没有热，没有太热。

15医生：就觉得头闷？

16患者：噢，头闷得厉害，没食欲，这两天不想吃饭。

17医生：噢（停顿0.5秒）想不想喝水？（停顿0.5秒）喜欢喝热水还是冷水？

18患者：喝冷水，热的喝着不舒服。

19医生：胸闷，（停顿0.5秒）有吗？

20患者：没有。

21医生：没有。肚子舒服吗？

22患者：大便好像有点不通，两三天也不想上厕所。

23以前没有这样。

24医生：小便怎么样？发黄吗？

25患者：黄，有时候还偏红。

26医生：来让我看看舌苔。

在上面的例子中，在第2行患者提出自我诊断，说自己的症状可能是因上火之后又吹空调引起的。在许多"询问—回答"序列之后，医生"你这估计是中暑了"。这个诊断与第2行患者的自我诊断不同，实际上，它是医生进行否定评价的另外一种方式。

（二）序列模式二

话轮1：患者的自我诊断

话轮2：医生询问

话轮3：患者回答

……

话轮n：患者重述自我诊断

话轮n+1：医生询问

话轮n+2：患者回答

……

话轮n+n：医生对患者自我诊断的评价

这个序列模式的开始阶段和第一种序列模式一样，都是在患者的自我诊断之后扩展了一些医生和患者的"询问—回答"序列，但在当前这个模式中，患者并不是一直保持和医生合作的态度，而是在几个"询问—回答"序列之后再次提到自己的诊断以得到医生的评价。但是医生并未受其影响，而是继续询问。直到对患者的检查全部结束，医生才对患者的自我诊断给出评价。例如：

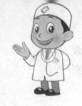

例12:

01医生：怎么不好?

02患者：没感冒，只上火，

03医生：你说这个上火的症状有什么?

04患者：嘴上这儿起泡，你看。

05医生：嘴上?

06患者：哦，嘴上起泡。

07医生：不起口疮?

08患者：不起口疮。

09医生：不起口疮，鼻子还有哪不舒服呢?

10患者：呃，耳鸣，耳朵痒。

11医生：查耳朵了吗?

12患者：嗯，检查了没毛病。

13医生：上火症状有多长时间了?

14患者：一年。

15医生：上火症状是夏天厉害，还是冬天厉害?

16患者：说不来。

17医生：说不来哈。

18大便干燥不干燥?

19患者：干，（停顿0.2秒）吃点牛黄解毒丸呀就好一点，

20医生：口苦不苦?

21患者：我嘴臭。

22患者：有脂肪肝。

23医生：喝酒吗?

24患者：爱喝酒。

25医生：吃饭行不行?

26患者：行，吃饭还可以。

27医生：你这个脂肪肝是喝酒喝的，要注意。

28我看你舌头？（停顿2.0秒）舌偏黄哦。

29医生：查看检查结果没什么别的毛病，嗯，你吃上六剂药吧。

30患者：六剂药？

31医生：你吃上六剂药，你这个火就下去了。

32你看这火都在头上啊，眼睛、口疮、牙龈、耳朵，

33吃了药就会好了。

在回答医生对来访原因的询问时，在第2行患者提出自我诊断，即没感冒，光上火。但医生并没有随即对患者的自我诊断做出任何回应，相反，医生询问一些相关症状，如上火的症状、该症状的持续时间、该症状是夏天严重还是冬天严重、眼睛是否还痒、大便情况、嘴里的感觉和肝脏情况。在这之后，医生要求检查患者的舌头。在检查的过程中，患者抓住机会重述自己的诊断，即上火，并告诉医生自己先前的治疗方式等信息。此时，医生仍然没有给出评价，而是将注意力转移到了患者在上一话轮谈到的症状。接着，在患者的要求下，医生提出了自己的治疗建议，"吃上六剂药"，并且通过附加自己所开药的药效而间接地对患者的自我诊断做出评价，"你吃上六剂药，你这个火就下去了"。

（三）序列模式三

话轮1：患者的自我诊断

话轮2：医生询问

话轮3：患者回答

······

话轮n：医生的治疗建议

话轮n+1：患者要求医生对其自我诊断做出评价

话轮n+2：医生做出评价

在这个模式中，患者首先做出自我诊断，但医生并没有立即对患者的自我诊断做出回应，而是对患者进行询问。经过多个话轮的中扩展后，医生在整个医患交际的话轮中向患者提出了治疗建议，对患者治疗建议的提出显然不是患者所期望的"自我诊断—评价"相邻对的后件。患者也意识到了这一点，因此公开要求医生对其自我诊断做出评价。值得注意的是，患者常常会将其要求嵌入多成分的话轮中，从而减弱自己对医生权威构成威胁的程度。患者做出要求之后，医生给出自己的评价。从这一模式我们可以看出，虽然患者在做出自我诊断之后允许医生不立即给出评价，但在这两个阶段，医生的评价对于患者来说是必不可少的。如果医生在提出治疗建议之后还没有对患者的自我诊断做出评价，患者将会公开要求。因为在医生的治疗建议之后，医患交际接近尾声，如果患者此时不提要求，他们几乎就没有机会得到医生的评价了。

例14：

01患者：鼻炎又犯了。一到这个时候就是这样。

02如果是在不通风的情况下，像是在家里就堵。要是外头通通风就好一点。

03医生：吃药怎么样？

04患者：吃的消炎药。

05（停顿1.1秒）

06医生：在隔壁检查完再过来。以前用过那个喷的，

07就是旋的那种吗？

08患者：没有。

09医生：用的啥药？

10患者：用的……

11医生：这次发了多少天啦？

12患者：大约半个月了。

13医生：吃了点消炎药。

14患者：嗯，开始以为感冒……

15（停顿2.8秒）

16医生：给你打一针吧？

17患者：噢。

18医生：以前打过吧？

19患者：以前没打过。我那个鼻子里头有没有什么炎症？

20医生：就是过敏性炎症。

在上面的这个例子中，患者在第1行做出了自我诊断"鼻炎又犯了"，然后他说出自己做出该诊断的依据，即"一到这个时候就是这样"。很明显，他的病以前曾得到过确诊，并且他很了解自己的疾病。患者的陈述影响了医生接下来的行为。医生在进行了包括对患者症状发生的情形、用药情况和症状持续时间等的简单询问之后，在第16行提出了治疗建议，而未对患者的自我诊断做出评价。患者用"噢"表示形式化同意之后，在第19行首先回答了医生在第18行提出的有关治疗的问题。在同一话轮，患者再次要求医生对其自我诊断做出评价，"我那个鼻子里头有没有什么炎症？"应患者的要求，医生随即做出了评价。医生这样的回应是可以理解的，因为既然医生已经给出了治疗建议，那他心中一定已有自己的诊断结果。他只是没有意识到省略对患者自我诊断的评价会影响患者的满意度。

（四）序列模式四

话轮1：患者的自我诊断

话轮2：医生的评价

在这个序列模式中，患者提出自我诊断后，医生立即做出评价，而非进行口头或身体检查。因此，患者的自我诊断和医生的评价构成了一个典型的相邻对。研究表明，这种类型的序列模式中患者的自我诊断常常发生在陈述就诊原因阶段。

例16：

01医生：你多大啦？

02患者：我23岁。

03医生：也是看痘儿的？

04患者：噢，我这是不是青春痘啊？

05医生：噢，就是。

在这一例子中，患者提出自我诊断认为自己可能长了青春痘，但她以问句的形式提出以得到医生的确认。医生意识到了此时对其进行评价的条件相关性，因此直接给出了肯定的回答。患者和医生共同完成了"自我诊断—评价"相邻对。

以上四种序列模式的提出主要考虑了患者自我诊断的发起到医生给出评价的过程，并未涉及医生给出评价后患者的反应如何。研究表明，患者一般会接受医生的评价，但有时他们会表示怀疑，为此医生一般会做出解释。因此，患者怀疑的表达和医生的解释构成了"自我诊断—评价"相邻对的非最小后扩展。

例17：

01医生：嗯，有没有发热的感觉？

02患者：有时候下午热，呼的一下就出汗。

03医生：嗯。

04患者：不一定哪会儿，下午厉害，上午不要紧，

05下午三四点钟就呼的发热，出一头的汗，

06好像是人家说的更年期吧，咱也不知道。

07医生：噢，那吃饭的时候跟这个情绪相关吗，

08比如生气啦就不想吃啦？

09患者：嗯，有点，不舒服了情绪就不好了？

10不想吃饭，

11吃一点点就顶得不行，打嗝打不上来，不舒服。

12医生：我看看化验单。

13（医生浏览化验单）

14患者：好像是含了这个。

15医生：噢，你这上面说是脂肪肝。

16患者：好像是脂肪肝。

17医生：嗯。

18患者：那是啥意思？

19医生：脂肪肝就是代谢脂类东西的能力下降了，

20导致血液中脂类的分布比较多。

21患者：噢，我还以为是胃上得病了。

22（停顿1.5秒）

23医生：嗯，它的表现是在胃上了，

24但是它的更主要的病变，还是在肝上，

25你必须从饮食起居上、情绪上来多方面调节。

26患者：噢。

27医生：以后吃饭多吃点清淡的，

28比如说油类的，油脂类的东西，猪肉这些您都尽量少吃。

29患者：噢，看见也不想吃。

30医生：对，然后情绪上要让自己尽量放轻松一些，愉快一些。

31患者：对，有点压抑，反正说不来，老是心情不舒畅，

32肚子也不胀，心情也不畅。

33医生：从各方面看，这个结果并不是很严重。

34患者：不要紧？

35医生：还可以从饮食调节呀，各个方面可以调整过来。

36患者：噢。是不是过了更年期就好点？这也算更年期症状？

37不是吧？

38医生：嗯，从我们中医上讲，更年期主要是跟肝肾相关吧。

39患者：噢。

40医生：从中医上是这样说的。

41（停顿1.0秒）

42患者：呀，我都过了更年期了？

43（停顿5.0秒）

44医生：这个，更年期是过了，但是就是我刚才说的这个更年期的后续，

45跟肝肾相关吧。

46患者：后遗症。

47医生：噢，像你这个阴血亏于下。

48患者：噢。

在检查阶段，患者借回答医生询问的机会在第5~6行提出自我诊断，可能是更年期导致她的健康问题，尽管她表明此观点来源于第三方。医生问了一些关于疾病原因的问题之后要求患者给他看化验单，看过之后，医生和患者就化验结果进行讨论。患者这时意识到医生没有对其自我诊断做出评价，于是在第36~37行以询问的方式再次提出。医生做出了肯定的评价，但是患者并未完全接受该评价，而是对此表示怀疑，因为她觉得自己年龄较大，已经过了更年期。医生在下一话轮解释说这些症状是更年期的后续。

但是，如果患者在医生的解释之后再次表示怀疑，医生通常不再做出回应。

例18：

01医生：怎么了？

02患者：我这脖子酸疼。

03不知道是不是累的？我给你看啊。

04医生：哦。

05患者：嘎巴响。

06高枕头也不能枕。

07医生：你这是项肩关节炎？

08患者：我拍了个片子人家说没事。

09医生：做什么工作的？

10患者：哦，办公室工作的。

11医生：经常用电脑？

12患者：时间也不长，这工作才一两年呀。

13医生：一两年就够。

14患者：以前上学的时候就这样。

15医生：现在吃点儿药，缓解一下，

16另外你每次用电脑时间不要超过一个小时，

17休息5到10分然后再开始，对吧？

18患者：哦。

在上面这个例子中，患者在医生的诱导下，在第2～3行陈述了自己的健康问题，即脖子酸疼，随后附加了自己认为的致病原因——劳累，实际上已经进行了自我诊断。接着医生对患者脖子疼痛的部位进行了检查。之后，医生在第9行询问患者的职业，以期找到可能的致病原因。患者回答说他是做办公室工作的。医生由此推断患者应该经常使用电脑，他的症状是由过度使用电脑引起的，也就是说患者的症状的确是由劳累引起的，只是阐述得更具体，说出了劳累的原因。患者在第12行，并没有立即接受医生的诊断，而是对此表示怀疑，认为自己工作时间还不长，不会引起这样的疾病发生，医生随即解释说他的工作时间已足够引起这样的症状了，但是当患者再次表示怀疑时，医生就不再进行解释了，而是直接给出治疗建议。

在陈述就诊原因阶段和检查阶段，医生还没有收集到或还没有收集到足

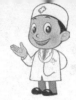

够的信息来做出诊断。因此，当患者提出自我诊断时，医生的回应往往是对患者症状或关于致病原因的询问。尽管患者有时会重述自己的观点以引起医生的注意，但医生一般要在对患者进行全面的检查之后才给出自己的评价，有时，医生会在询问结束时直接提出治疗建议。尽管医生心里已有了自己的诊断，但对患者来说，对其自我诊断进行评价这个步骤是必不可少的。因此，在门诊交际结束阶段之前，患者会主动要求医生做出评价，而医生也会配合患者，因为他们此时已收集到了足够的信息，有能力给出自己的评价。

但是，在陈述就诊原因阶段，若患者以提问的方式表明自我诊断，并且该患者的疾病较容易辨别，医生通常立刻做出评价。患者一般会接受医生的评价，但有时他们也会表示怀疑，并不是因为他们不相信医生的医学权威，而是因为他们想得到准确的诊断和正确的治疗。当发现关于自己症状的一些未说出的信息和医生的诊断相矛盾时，他们往往会表示怀疑。事实上，表示怀疑的过程也就是为医生提供更多信息的过程。

二、诊断阶段

在诊断阶段，医生对患者自我诊断的回应往往是否定的评价。因为在这一阶段，患者的自我诊断通常是在医生诊断信息之后提出的。这时，医生对患者的疾病已有了自己的理解，因此，如果患者提出的自我诊断与医生的理解不同，医生自然会做出否定评价。虽然患者的自我诊断和医生的诊断相同的情况也会出现，但根据所收集的语料，患者在这一阶段提出这样诊断的概率较小。因此，在诊断阶段患者自我诊断和医生回应的序列模式通常表现为"自我诊断—否定评价"相邻对。

三、讨论治疗方式阶段

患者在这一阶段提出自我诊断后，医生一般不对其进行评价，而是继续先前的话语。因为这一阶段在诊断阶段之后，已接近医患交际的尾声，而且患者在这一阶段的自我诊断往往是肯定或否定自己以前的想法，所以医生对患者自我诊断的评价并不是那么重要，即条件相关性很小，即使不出现也不会影响患者的满意度。

我国门诊交际中患者自我诊断和医生回应的方式主要是由门诊交际的目的、医生和患者医学知识和权威的不对等，以及门诊会话不同阶段的特点决定的。第一，医患门诊交际的目的是对患者的疾病做出正确的诊断，并提出合理的治疗建议。因此，尽管有得不到评价的风险，但患者还是会尽量地向医生表达自己的观点；而医生则尽量避免在收集到足够的信息之前对患者的疾病做出不成熟的诊断。第二，一方面，医生是医学知识的权威，他们经过严格的训练获得了从医的资格，因此患者往往会小心地设计他们的自我诊断以避免打断医生的检查，使他们的权威受到威胁。另一方面，患者是自己的感受和经历的权威，这些感受和经历再加上患者通过各种方式获得的医学知识会形成患者对自己疾病的理解。因此，尽管医生常常推迟评价，他们还是会考虑患者的自我诊断。第三，门诊交际的不同阶段有不同的特点，因此，患者提出自我诊断的位置不同，患者自我诊断和医生回应的方式也不同。

对我国门诊交际中患者自我诊断和医生回应的细致研究可以加深我们对医患交际的理解，提高医生与患者交流的技能。例如，当患者提出自我诊断而医生无法立即对其进行评价时，我们建议医生在对患者进行检查之后，提出治疗建议之前给出自己的评价。另外，既然患者的自我诊断很重要，可能会影响医生对患者疾病的理解，我们建议医生不要忽略患者提出的自我诊断。

第八章

关联理论下医患交际中
非追宜提问及敷衍的语言研究

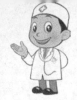

交际中的言语双方总是期望以平等参与者的身份进行交谈。生活中，人们平等讨论共同感兴趣的话题，对自己所需要了解的信息进行询问，回答别人提出的适宜的提问并且使自己的提问得到恰当的回答。交际中的平等位置使得双方以相同的权利共同进行话题的转换并得以顺利交流。

"提问—回答"这一结构受到了学者们的极大关注，并对其从不同角度进行了相关的研究。以往的研究认为提问的条件之一就是相信问题本身是适宜的。然而，生活中有些提问却并非如此。如果一位陌生人向你提问十分隐私的问题，或求职面试时被问到关于政治观点等相关问题，我们都会很自然地把其归结为非适宜提问。

在过去的几年中，会话分析的方法在医患交际的研究中得到了广泛的应用。其研究范围已涉及各个医疗部门、健康护理机构、专科医院等不同单位。毫无疑问，日常交际中双方位置的平等性是顺利地进行交际的基本条件之一。而这一标准却在机构性谈话中屡屡被打破。"提问—回答"序列虽然在交际中不是唯一形式，然而它却能左右谈话的进一步发展。尽管会话的形式多种多样，问答的作用却不可小觑。

第一节　理论基础

一、语境

对于语境的理解众说纷纭。社会文化、历史、习俗等都是语境的重要组成部分。此外，言语双方的社会地位，会话发生的场合、时机，以至听话人个人的态度、观点都是研究语境应当考虑的内容。

二、语用学路向

列契（Leech）认为语境是使说话人的言语内容作用于听话者的言语双方共同拥有的任何背景知识。里昂（Lyons）着力于语境的语用分析，在语境概念中加入了传授双方的知识、信念、意图等主体方面的因素及语言交际的时间、场所、社会文化背景等客观方面的因素，他列出了语境所包含的六项内容：

（一）谈话者的角色及社会地位；

（二）谈话的时间和空间；

（三）谈话的正式程度；

（四）合适的媒介；

（五）谈话的主题知识；

（六）有关的场合知识。

所有对语言的理解都离不开语境。而根据何自然的分析，交际的背景是会话双方交际时所拥有的共同的背景知识。

维索尔伦（Verschueren）认为语境是在不断发展的过程中形成的。它不仅受语言使用者外部的因素影响并与其变化（有时是操作）相关。他认为说话人和听话人是谈话的中心，三个世界之间也没有严格的界限，语境的形成是在语言的使用过程中形成的。然而，并不是所有的因素都永远发生作用。

总之，语用学认为语境是基于多种因素共同作用而形成的，并被言语双方共同认可的内容。言语双方作为语境中关键的因素，一方面受其影响；另一方面也影响了语境本身。此外，时间空间、双方的人际关系、语言知识和语言外知识等也作用于语境。同时，大多数的研究都认识到了语境的动态性，即语境是交际双方在基于先前的交际，随着交际过程的发展而不断地发展和变更的。

三、会话分析路向

所有的会话都从属于语境。当交际正在进行时，语境左右着会话的走

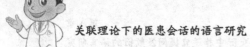

向。脱离语境探讨言语内容是无意义的。那么，会话分析是如何认识语境的呢？道格拉斯（Douglas）认为语境是会话中序列结构产生的背景，因为会话分析关注的就是序列结构。

保罗德鲁（Paul Drew）与约翰·赫里蒂基（John Heritage）认为语境不仅指言语行为出现时活动的当前配置，也指言语内容被认可出现的外部大背景。

由于语境的动态性，它的内涵随着言语双方在整个交际过程中的言语内容和行为而随时改变。在会话过程中，一方对另一方所说的话的理解受到会话的时间和地点的影响。交际的形成和发展都出现在特别的语境，并且双方相关行为的产生也受到了语境的影响，或者在某种程度上就来源于语境。换言之，会话的意义取决于语境，传达的信息与会话产生时所处的条件的特殊性相关。

语境对机构性谈话的影响更为明显。如果将医患交际的整个医疗过程当成一个整体来看的话，它就不是简单的一系列问答。它表现为对整个医疗行为过程的共同认同。医生的提问不仅是为了从患者处获得有助于医疗行为的信息，它也在问诊等环节中起到了特别的作用。同样，患者的回答除了提供医生所要求的信息外，也体现出了对于当前医疗工作及其带来的机会和压力的认同理解。

会话分析对于语境的理解在一定程度上与语用学的观点有相似之处。语境不仅受到言语双方当前交际行为的影响，也受到了大的社会背景的影响。然而，由于会话分析关注的是会话产生的序列结构，这使得会话分析的研究特别注意到了交际内容产生的时间及所处的环节。此外，会话者对于前一个话轮的态度和评价也影响到后续会话的方向。

第二节　言语行为理论

言语行为理论是由英国哲学家奥斯丁提出语言能执行行为的假设后发展起来的。他的学生赛尔，极大地发展了该理论并将其应用于语言学及人类交际的研究。

奥斯丁首先将语言分为"叙事句"和"施为句"。他的结论是所有的语言在说出时都在执行一定的行为。后来，他又提出了言语行为理论的三分法：说话行为（说话的动作），施事行为（通过说话实施的行为），取效行为（说话后的结果）。

言语行为理论中，施事行为得到了很大的关注。正如奥斯丁本人所说："我们的目的本质上是对第二条实施行为的关注"。事实上，言语行为理论狭义上指的就是话语引发的施事行为。奥斯丁将施事行为分为裁决型、行使型、阐释型、承诺型、行为型五类。这种分类标准模糊、混杂、重复及交叉分类等。

赛尔认为要成功地实施某一言语行为，必须满足以下四个条件：命题内容条件、预备条件、真诚条件和基本条件。他把言语行为重新分为五大类：断言类、指令类、表达类、宣告类和承诺类。

然而，各种分类间并没有严格的界限。如若从不同维度进行分类，就会有完全不同的分类。此外，赛尔的五种分类并不全面。"比如，提问并不一定是指示类的分支，并没有根据可以表明提问者一定在进行指示。赛尔的分类中断言下的子项宣告也表明具体分类的必要性。"

根据奥斯丁的言语行为理论，提问者在实施说话行为时一定在实施施事

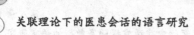

行为。也就是说，在说话时，我们不仅产生了具有特定意义的语言单位，也明确了我们说话的实际目的，并且期望其按一定的方式被理解，也就是奥斯丁所说的具有一定的语力。

提问和其他所有的话语一样，是为了对回答者的情感、思维或行为产生一定的影响和结果。提问所产生的结果（取效行为）通常就是引发相应的行为，即回答。回答者在提供答案时也在执行三种行为：说话行为是说出答案，施事行为是提供信息，取效行为是满足提问者的需求。

提问是请求的一种特别案例，而根据赛尔的分类，提问属于指示类，回答是一种断言。提问被归结为指示类是由于它们都是试图从中获得信息的方式，是实现一种言语行为。

由于很多时候人们都不会直接地表述相应的想法。所说的内容和欲表达的实际信息有可能发生偏离。塞尔把说话人间接地使用语言所实施的两种言外行为称为首要言外行为和次要言外行为。

而后，赛尔又进一步将间接言语行为分为规约性间接言语行为和非规约性间接言语行为。

作为语言学最重要的理论之一，言语行为理论有助于解释提问或回答本身的意义，提问和回答行为的目的，以及其产生的结果。本文中，患者的提问表明对医生的诊断支持或反对，也可以是从医生处获得一定的信息。对于医生而言，提问可以帮助其修正当前的医疗程序并获得与病情相关的信息。当回答被提供时，不仅是对问题本身的回应，也在一定程度上影响着交际的方向。

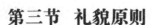

第三节　礼貌原则

礼貌原则被认为是Leech的合作原则的补充，因为其解释了人们违反合作原则而说话的原因。在对合作原则进行分析的基础上，许多学者如Brown与Levinson、Leech、Mey、刘润清等都对礼貌原则进行了相关的研究。礼貌原则也被应用于医患交际的领域。

人们偶尔会违反礼貌原则是为了表示礼貌并且维护其面子。在Brown与Levinson关于面子的重要著作中，将面子分为两类：正面面子和负面面子。Brown与Levinson认为：

"面子"，是每个社会成员想为自己争取的公开的自我形象，由两部分组成：

负面面子（negative face）：指有自主的权利，有行动的自由，行为不受他人的强制和干预。

正面面子（positive face）：指希望得到别人的肯定和赞许。

特别的语言结构的应用并不一定需要一种规则来实现。合作原则并不仅仅是实际交际中常规模式的描述，而是对特殊的交际特征共同点的提取。因此，对于某问题的不完全回答并没有削弱合作原则的假设，它更是被理解成为现实中对无法实现的目标的解释。如果问题被提出，出于礼貌就应当被回答。而一旦问题被既定的回答者认为不适宜就会被认为是损害了其面子。如果选择不合作，也会被当作是威胁到面子的行为。

医患交际与日常生活的谈话在一些方面是有差异的，交际双方的交流会受到二者间程式化不对等和礼貌原则的影响。

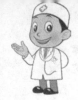

一、提问和面子

"提问—回答"结构是问诊、陈述疾病、诊断治疗等环节中重要的交际形式。通常，医患交际过程中医生提问的频率高于患者。Brown与Levinson认为，面子威胁的程度是由双方的社会位置、相关的权利和等级、语境的主要因素决定的。这就意味着权势低的一方由于社会地位较低不得不表现得更为礼貌。医患交际中，患者应当提出适宜的问题以保全面子，而医生就没有这样的顾虑。

提问对于提问者和回答者来说威胁到了双方的面子。对于提问者而言，被拒绝回答的话威胁到自己的面子；对回答者而言，不得不提供信息也使其面子受到了威胁。注意到医患交际中的问题本身包含着一定的预设（关于患者的生活环境、健康状况、健康意识和医学知识水平等），并且某些回答更具有优选权。医生提问时很少关注患者的面子，与此相反，患者通常采用较为间接的方式获得关键的信息和来自医生的认可。

同时，医生有时也会用礼貌的方法来构建和谐的交际背景，以便从患者处获得治疗所需要的信息，这在精神科或心理治疗科室更为常见。患者有时也会提出一些简短而直接的问题进行咨询，但医生不一定会认为其伤害到了自身的面子。

二、回答和面子

回答能够威胁到面子甚至失去面子。回答问题的过程是保全提问者面子并保持良好关系的行为。医生回答问题的形式是多样的。他们在交际过程中不断地点头以便鼓励患者继续，他们也使用简短而总结性的话语做出诊断结果。也有一些患者回答时喜欢事无巨细地讲述自己的情况（此种患者被医生形象地说成为故事讲述型患者）。有一点要说的是，患者的回答并不是永远都是适宜和正确的。有些患者回答时采用的方式过于间接，以至于回答变得不适宜并且对医生正常的诊断都会产生影响。

一旦问题被提出，无论其是否适宜，回答本身就是挽救面子的行为。对于提问而言，回答者应当注意到合作原则和礼貌原则并在回答时加以运用，否则，回答者回答的内容就有可能对提问者造成面子上的威胁。为了避免此类情形，人们就会为了礼貌而违反合作原则。医患交际中，回答不能简单地看作是失面子。有时回答者会用无意义的信息作为回答，而这种回答也属于伤面子的行为。

合作原则关注的是交际的内容，而礼貌原则从言语双方的人际关系方面进行了考量，它们相互补充。对于医患交际中的问答来讲，为了保全双方的面子，某些问题采用了比较特殊的回答方式。由于问题本身可分为适宜和非适宜，回答者的态度就会大有不同。问题可能会被接受，也有可能被拒绝，为了保全面子，敷衍就有可能形成。

第四节　医患交际中非适宜提问及敷衍的交流分析研究

为了便于讨论非适宜提问和敷衍，首先需要讨论这两个词的来源。敷衍是由史蒂芬·伯格（Steffen Borge）创造的词汇。在他发表于语用学杂志中，作者认为问题提出的必要条件之一应是问题的适宜性，因此传统的言语行为理论对提问的观点就应当得到修正。

Steffen认为非适宜提问的定义是提问者在提出问题时，没有正式或者非正式地处于一种位置使其能得到真实有效的回答。

对于回答来讲，从语用学的观点来看，其结构可以分为：接受/拒绝型、同意/认可型、澄清型、证实/非证实型、否认型、回避型、识别型、暗示型、选择型和重复型。在这些类型中，回避型是一种特别形式。回避型是当回答者认为提问能够被回答但是不愿回答时做出的回应，即回答者并不愿

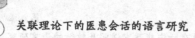

进行合作，我们把这种没有暗含一定的会话含义的回答称作敷衍。

Steffen举了下面的例子：

A：So where were you last night ? You didn't come home. We were worried.

B：I was abducted by Martians . So how are you? How are your classes?

在这个会话中，A可能这样认为：B用明显的谎言来回答我的问题，并随后进行了话题转换。B不会认为我会买关于火星人的故事书，因此B在拒绝回答我的问题。当然B不想让我知道B昨晚到底在哪儿。B是不愿合作的。唯一的原因就是B昨晚与某人在一起，而他不想让我知道。进一步推导，根据适当的背景知识，B其实不想谈及的是C。因此A能得出以下结论：B昨晚与C在一起。B根据A所具有的背景信息，躲避回答了其不愿提供给A的信息。

问题是否适宜取决于回答者是否具有相应的真实的回答。如果提问者没有处于恰当的位置他就不可能期待会有真实的回答，这是由问题本身的不适宜决定的。对于非适宜提问，回答者可以用不同的方法来回答。回答者可能在知道提问本身不适宜的情况下仍然提供回答。如果其不愿回答但又不得不回答时，敷衍就有可能产生。

第九章

关联理论下医患交际中重述现象的语言研究

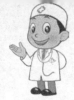
求医是人们日常生活的重要组成部分，为了预防疾病或治疗疾病，人们都需要求助于医生。作为患者，他们总是希望医生能仔细聆听自身的症状，并提出消除症状的有效建议。Hyden与Mishler认为"交谈"是医疗体系中的主要元素，也是构建医患关系的基础工具。由此，我们可以得出这样的结论：医生和患者之间的良好沟通是良好的医疗保健得以进行的基础。所以，有很多研究都是围绕医生和患者之间的交流展开的。国际上已有许多学者研究英语或其他语言语境中的医患交际，而对于中国的语言学家来说，医患交际却是一个全新的研究领域，所以在语言学期刊中很难见到以此为课题的科研论文。但是在医学领域，偶有一些学者借鉴国外社会学家和语言学家的研究成果，提出了一些改善医患关系的措施。实际上，在中国，患者对于医院的服务抱怨连连，医患纠纷也屡见报端。鉴于我国医患纠纷频发的现状，从语言学研究者的角度而言，我们有必要对医患交际进行全方位和多角度的系统研究。

第一节　重述现象

一、"重述"概念的产生

加芬克尔（Garfinkel）与萨克（Sacks）在其经典著作中指出："进行谈话的成员可以对谈话本身进行描述、说明，或者对谈话的特征进行描述、解释，或者对谈话进行翻译、总结，或者提供谈话的要旨等。总而言之，谈话参与者可能在谈话的过程中对谈话进行重述"。也就是说，说话人在进行交谈的过程中可以利用不同的方式对正在进行的谈话进行说明。

二、日常会话中的"重述"现象的早期研究

弗朗西斯（Francis）与海斯特（Hester）指出，民俗学方法论关注的重点是日常生活中的社会活动，而研究者要做的就是对此进行分析，从而描述其特征。谈话最重要的目的就是理解，"重述"本身就是一种实现理解，是谈话得以有条不紊进行的有效手段。

Heritage与Watson在此基础上做了进一步研究。他们关注的依然是日常会话，其研究对象是"信息接收者"所做的"重述"，即重述的对象是在前面交谈中描述或商讨过的内容。他们认为信息接受者所做的重述显示出三大特征：保持、删除和转变。根据重述所起的不同作用以及会话双方不同的交际目的，他们把重述分作两类：一是"归纳要旨"，二是"做出结论"。

归纳要旨，指信息接收者在会话的某一段落结束时，对信息发布者所提供的信息进行归纳性叙述，并告知信息发布者，以求证自己对信息发布者所表述内容的理解是否正确，或告知信息发布者自己对其表述已经理解等的交际现象。这既可以作为一段会话的结束，因为信息接收者正确理解了信息发布人所表述的内容，同时，也可以被视作下一段话题的引子，因为信息接收者没有或没有完全理解信息发布者的表述，需要信息发布者进一步做出解释。基于不同生活背景、受教育程度和人种的差异，不同人群的语言表述和理解能力存在着较大的差异，从而导致理解偏差甚至误解的出现。因此，归纳要旨性重述就显得十分必要。归纳要旨性的重述主要在对于会话双方或一方至关重要的交流时会被经常使用。

做出结论型重述指会话一方在交谈过程中预先假设了一些对方并未言明的要旨，从而否定对方的先前表述或启发对方进一步对自己的观点加以引申解释。

2013年出现的"重述"理论对于会话分析研究起了重要的促进作用。但是，由于其脱胎于民俗社会学的调查方法，这一时期的研究明显带有社会学研究方法的痕迹，语料多采集于访谈过程，从而制约了其适用范围。

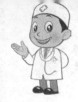
三、机构性谈话中的"重述"现象研究

随着研究的深入，"重述"在会话分析研究中的适用范围逐渐扩大。机构性谈话中的重述现象开始被学者所关注。关于如何合理地研究交际中的语言，在程序和方法上有很多的陈述。这些陈述中都以不同的方式提及了比较研究，有的注重机构性谈话和日常谈话的对比，有的注重不同机构性谈话之间的对比。重述是机构性谈话中一种常见的会话行为。Heritage甚至认为重述是交际者构建机构身份的一种语言手段。

海克（Hak）与德波尔（De Boer）根据门诊的不同类型，划分了医患交际三种不同类型的"重述—反馈"相邻对，即出现在内科门诊中的询问式，精神病学治疗中的调查式，以及心理疗法中的协作式。他们指出，内科门诊中通常缺少"重述"现象；在精神病学治疗中，"重述"主要目的是便于医生进一步探知患者的经历；而在协作式的心理疗法中，医生会通过"重述"把患者的困惑转化成专业问题。在此基础上，它们研究了在协作式心理诊疗过程中"重述—决定"相邻对的隐含特征。他们认为在此过程中有两种类型的"重述—决定"相邻对，即"归纳要旨"型和"做出结论"型。前者出现在会话的开始和中间部分，起到重述患者所述病情的作用，其性质为非专业性的。当重述话轮的内容得到患者"决定"话轮的肯定后，就会成为后者"做出结论"型的依据。而后者通常出现在会话的后部，其作用是告知患者医生的专业性解释，并同时检测患者是否抗拒此解释，通常情况下患者都会同意此解释。

加法朗加（Gafaranga）与布里滕（Britten）把Heritage与Waston的研究引入医患交谈，揭示了医疗门诊过程中医患互动的两种"重述"现象。但是他们认为把"重述"划分为"归纳要旨"和"做出结论"并不能完全概括其特征。Button在研究"话题组织和结束的引起"时提出了"重述性总结"和"投射未来活动"的概念。Gafaranga与Britten通过研究这两个概念，划分出医疗门诊中的两种重述现象：一种是总结性重述，另一种是行为性重述；并描述了两者的区别：①出现位置不同，前者出现在谈话的前中部，而后者出现在诊断结尾处；②作用不同，前者用来结束话题，后者用来协商从而结束会话；③取向不同，前者以互相理解为取向，后者则趋向于接受双方同意的将来行动。关于"由谁来做重述"的问题，研究者认为只要是听话人就可以做重述，也就是说，重述并不和任何身份相关联。

安塔基（Antaki）、巴拉（Bara）与吕达尔（Leudar）专门研究心理诊疗过程中的诊断性重述现象。他们认为在心理诊疗过程中，"重述"通常是医生对患者的话进行重述，对患者所描述的症状和病史进行澄清或提炼，从而有利于医生更好地了解患者的病情。与此同时，"重述"话轮构建了"症状"和"诊断"话轮之间的桥梁。他们认为"重述"是心理疗法中得出诊断结果的必经之路。他们的语料显示六种不同类型的重述在排除不确定性理解方面起到了重大作用，所以他们认为在教学这种机构性谈话中，当谈话双方存在语言能力和社会文化背景差异时，重述可以作为一种实现互解的策略。

Heritage分析了新闻访谈中的重述现象，认为重述出现在"论断—重述—详述"的序列结构中，即被访问者表达了某个论断或观点之后，代表新闻机构的访问者会对被访问者在前面话轮的内容进行重述，捕捉其要点，接着被采访者会进一步详述自己在先前话轮中表述的内容。

赫切比（Hutchby）在研究伦敦一档听众打入电话参与讨论的广播节目时，重点研究了主持人引起争论的方式。主持人在试图反击电话参与者的观点时，经常使用固定的三个话轮的序列结构。其中，第一话轮通过归纳要旨来重述电话参与者的观点，在此话轮的观点得到对方的肯定后，主持人会在第三话轮构建"做出结论"型重述，其目的是揭示对方观点的荒谬性，从而对其观点进行挑战。

在对现有文献中对不同机构性谈话中的重述现象进行回顾之后，我们发现根据机构性谈话类别的不同，出现在其中的重述显示出不同的特征，这一点可以从重述的组织结构和实现的目标两方面显示出来。

第二节 医患交际中重述现象的分析研究

会话分析理论的特征隐含了它对交际结构的系统研究，从而使其有别于仅靠趣闻、直觉或复杂的固有理论来预设人们讲话方式的研究。把会话分析应用到医患交际研究的原因有三：其一，人们会把在其他场合下的交际常规运用到医患交际的过程中，也就是说，可以把会话分析对日常交谈组织结构的研究引入到医患交际研究；其二，与第一点相关，类似于描述问题和发布好消息和坏消息等影响到特定行为的常规，在医患双方确定特定的交际任务时也会被用到；其三，从根本上讲交际的结构就是用来协调自我和对方的关系的。所以，将会话分析应用于医患交际研究是极为合理的。

研究者可以从三个层面研究医患交际，分别为：①医患交际的总体结构；②实现特定活动和任务的序列结构；③构成序列结构的各个话轮是如何设计的。以上这三个方面是互相关联的：话轮设计是序列结构的特征，多个序列结构共同组成了医患交际这一整体。

大部分的交际都有其总体结构。但是日常会话的结构相对不固定，并且会因为参与者的意向随时发生改变，而医患交际的整体结构更为固定。因为医生经过医学院的专业培训，而患者在多次的问诊过程中适应了这种固定的结果。这种整体结构是由不同的阶段以特定的顺序排列而成。这种结构框架的运用，使得区分医患交际的各个过程变得相对容易。然而，这种分类并非要穷尽医患交际的每一个阶段，也不是说各个阶段会以一成不变的顺序出现。对医患交际整体结构的研究有助于理解医患交际的实质。

序列结构是交际的"引擎"，正是通过序列结构才使得医患交际的活动和任务得以完成。序列结构可以使结合语境的话语实现其意义，使交谈者的交际身份和更大的社会以及机构身份得以建立、维持和运行。在研究序列结构的时候，特定的行为都是联系着它的上下文来被研究的。正如马齐（Mazzi）等所言，序列研究的方法使得对医患交际的研究更加便捷。在过去人们曾一度希望以序列来研究和解释人与人的交际，但都因为设备的不完善而作罢。然而，时代的改变，技术的发展，使得这种研究成为可能。

序列是由话轮构成的，因此我们需要研究话轮。这是一个很大的话题，我们在此不便详述。广义而言，话轮设计是在交际障碍出现的时候，医患双方解决交际障碍的载体。因此，医患交际的双方都需要利用话轮设计来实现平衡并实现交际目的，例如，话轮设计可以使双方在注重知识和权力、一致和距离、理解和误解的同时实现医患交际的目的。

民俗学方法论是社会学的一个分支。民俗学方法论研究的核心是实用的社会学推理，这些推理对社会活动有解释义务并能使其条理化。如果这一假定是正确的，那么所有的社会交际的特征都是共同的实用行为，在这一行为中，参与的双方都向彼此展示了自己管理社会秩序的能力。所以很多民俗学方法论的研究者都对结束自然发生的言语行为感兴趣，因为这种研究可以使社会成员所处的社会秩序更加明了。

一段会话，会话的一部分或是一段会话中的一个话轮都有其特定的意义。这一特定的意义可以用不同的方式表述。当然大多数情况下，听话人都无须检验自己的理解是否正确就可以对讲话人的话语做出相应的对答。但也有许多时候，参与谈话的一方需要检验自己的理解是否正确，或者向对方用不同的方式表述自己所要表达的含义。这种会话常规首先是被Garfinkel与Sacks发现的。他们在其经典著作《关于实用行为中的形式结构的研究》中指出："进行谈话的成员可以对谈话本身进行描述、说明，或者对谈话的特征进行描述、解释，或者对谈话进行翻译、总结，或者提供谈话的要旨等。总而言之，谈话参与者可能在谈话的过程中对谈话进行重述。"接着又写道，

"除了会话本身以外，会话参与者还在做另一件事，即用不同的话语来谈论他们正在做的事或谈论的内容。"

我们把这种会话参与者"用不同的话语来谈论正在做的事"的行为叫作"重述"。Drew指出："重述是这样一种手段，通过它会话参与者就对他们所谈论的内容或刚刚谈过的内容更加明白，所以说它是一种对迄今为止的谈话的含义进行明晰的手段。"

美国大学生对于国际助教的语言存在"不确定性理解"。为了使这种"不确定"变得"确定"，美国大学生往往要引入"重述"的手段。姜（Chiang）与米（Mi）专门对此进行了研究，他们认为，"重述"是指美国大学生为了消除"理解的不确定性"而对国际助教的话语进行重组、重述、调节。他们认为，从形式上而言，重述不同于重复或复制对方的话语，而是要对对方的话语在形式或意义上给予调整，从功能上而言，重述致力于在表达和含义之间找到一种平衡、匹配或一致性，从而使谈话参与者更容易理解谈话。

在回顾了现存有关重述的文献之后，我们发现大部分的研究者都是依照Garfinkel与Sacks对于"重述"的定义进行研究，只有极少数研究者根据自己的研究目标提出"重述"的界定。我们研究的是医患交际中的"重述"现象。目前还没有人对此领域中的"重述"下过定义，所以我们有必要对医患交际中的"重述"现象作一个界定。

医患交际中的"重述现象"指的是在交际过程中，医患双方分别作为信息发出者和接收者为了促进双方的理解都可以伺机对对方或自身的话语进行重组、重述和调整。它可以采用重组、重述、调整，甚至是重复的方式，所以"重述"体现出三大特征：保持、删除和彻底改变。也就是说"重述"在重塑的过程中依然会保持被重述内容的相关特征。促成理解是会话的实际目的，这一点是人们的共识，而"重述"可以使理解变得更加顺畅，更加容易。在医患交际中，"重述"可以便于医生了解患者的病情和给出正确的诊断。

总而言之，这一节回顾了前人提出的"重述"的概念，并且在此基础上结合医患交际这一研究领域提出了我们的定义。下面我们就要在这个定义的基础上研究医患交际中的"重述"现象。

　　一、重述标记语

　　"重述标记语"这个概念源自语篇分析中的reformulation marker（RM）。在谈论RM之前，先来了解一下reformulation。reformulation可以被定义为对语篇的解释，即说话人或作者对语篇的一部分以一种不同的方式重新解释。reformulation可以起到复杂的语篇功能，通过reformulation，说话人可以使他要表达的思想更为明确，并且帮助听话人更好地理解原先话语。从另一方面说，reformulation确保了篇章的连贯性，同时促进了语篇的发展，因为它可以减少对语篇的错误理解。

　　布莱克默（Blakemore）认为像"that is"之类的标记语是概念性的并且是非真实条件的。这就使她得出一个结论：对这些标记语进行分类无任何理论意义。Blakemore又利用她研究的一部分来说明了同样的观点，即话语标记语并不属于单独的一项分类，所以会话语标记语的研究毫无意义。然而与她同时昆卡（Cuenca）和巴赫（Bach）把对比研究引入了对RM的研究，对用英语、西班牙语和加泰罗尼亚语撰写的科研论文中的RM进行了对比研究。

　　在此，我们应用"重述标记语"这一概念来说明我们研究中出现的标记语。在中文中有许多词语或短语是表示重述的，比如："也就是说"，"那意思是"。现在就来看语料中出现的"重述标记语"。

　　"重述标记语"容易出现在话轮开始处，但也有少数"重述标记语"出现在话轮结束处。我们分别把它们叫作引导性"重述标记语"和"附加性重述标记语"，并且"重述标记语"有强势和弱势之分。在医患交际中，医生代表着医院这一机构，所以这一机构身份赋予了医生特别的权力，因而强势的"重述抹记语"总是出现在医生的话轮中，例如：

　　（1）我是说人不是（立）坐？

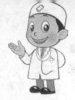

（2）我问的是头晕、乏力、腿软两个月前和现在比。

这两例出现在同一次医患交际中。因为患者提供的信息总是与医生想要了解的信息不符，所以医生就需要在重述问题时使用"强势重述标记语"来强调自己的问题，这有助于引起患者注意。

至于弱势重述标记语，我们的语料中有很多，这里仅少量摘录一些。

（3）是没有任何食欲？

（4）也就说这一次发作和胃没关系，比方说跟胃的这个（贲门）饱胀……

（5）那就是大便稀啦？

（6）是不是觉得有点像这个剧烈运动完成以后心跳特别快这种感觉？

（7）就说白天黑夜持续疼？

（8）就是出现腰疼啊，全身没劲儿啊？

从这些例子中，我们发现中文医患交际中有许多"引导性重述标记语"，都是"也就是说"的变体。

"附加式重述标记语"总是在话轮结束处以附加问句的形式出现。但是并不起到提问的作用，而是起到加强肯定语气的作用。

（9）就这儿，就这一块儿，是吗？

（10）颈椎没有啥问题，是吧？

二、"重述"的序列结构

会话分析主要致力于描述会话参与者在发出或理解普通的言语行为的程序和特例。现在我们就来研究此过程中极为重要的一个结果，即序列结构。因为前人已经意识到"一个行为特征的最为显著的作用体现在下一行为中，并作为下一行为的基础"，因此，会话分析主要关注言论是如何依据它出现的位置，以及会话的参与者来完成特定的行为的。因此序列和序列中的话轮是会话分析的基本单位。本节重点研究相邻的话轮之间的关系，具体而言就是由重述和反馈构成的相邻对。

（一）"重述—反馈"相邻对

在组织会话的过程中，首要的前提是会话参与者发现了可以用来填补刚刚结束的空位的话语。为了任何即将发出的话语，会话参与者都必须以前面的话语为基础。同样地，在刚刚结束的话语中可以找到和紧跟着的话语的必然联系。因此，可以说前面的话语对紧接着的话语做了限制。正因为如此，对会话的序列结构研究成为可能。

所有话语中最有限制性的是相邻对的前件和后件。"相邻对"这一概念是由Sacks提出的。Schegloff与Sacks描述了它的五大基本特征：

（1）是由两段话语构成的序列；

（2）相邻的；

（3）由不同说话人发出的；

（4）以前件和后件的顺序排列；

（5）属于同一类别，所以前件就需要有相关的后件。

因此，问候语要有回应语，问题要有回答，提议会被接受或遭到反对。

Heritage与Watson的研究不但显示"重述"之后会有应答语，并且应答语仅局限于认可和否认或总体来说是"反馈"。本节就是要研究中文医患交际中的"重述—反馈"相邻对，并发现其内在的序列结构。

重述涉及为之前的话轮提供"可供选择的解读"，因此会以举例的方式来论证或标明前一话轮的意义，所以也就为接下来的话轮提供了隐含意义。无论是采取解释、归类、总结还是澄清的方式，重述都会为交谈的发展奠定基础。

（二）"重述"出现的位置

大部分的交际都有一些总体的结构特征。会话分析关注的重点就是不同交际的结构特征。正如Heritage写道："会话分析的基本观点可以归纳为三大基础性假设，而这三大假设中最基本的一点是所有的社会行为和交际都体现出一些稳定的重复出现的组织结构。"

在日常会话中就有很多这样的例子，例如话题的开始和结束都有其特定的位置。然而在医患交际中，会话的内在结构和总体构成有更多的规范限制，因为医生在学医时就学到了与患者交谈的固定模式，而患者也在多次的求医经历中习惯了医生的固定交际模式。

对于医患交际的总体结构，不同的研究者持有不同的观点，其中包括：TenHave、Byrne与Long，拉塞纳法（Larsenefa）和阿布拉莫维奇（Abramovitch）与施瓦兹（Schwartz）。在中国的医疗门诊中患者的抱怨和医生的检查通常是融合在一起的，我们把它叫作"陈述病情阶段"。所以我们认为中文的医患交际通常由五部分组成：开始阶段、陈述病情阶段、诊断阶段、治疗阶段和结束阶段。至于Abramovitch与Schwartz提到的寒暄阶段，我们并不认为它是一个单独的阶段，医患之间的人际交往的氛围可以融入医患交际中除了治疗阶段的所有阶段。

关于我们要研究的重述现象，我们也要考虑它出现的阶段。Gafaranga与Britten指出研究其出现的阶段对于医患交际是至关重要的，因为它关系到"总结性重述"和"行动性重述"的区别。他们认为"行动性重述"大多出现在结束阶段，而"总结性重述"可以出现在任何有信息交换的阶段。

结构框架使得医患交际的各个阶段更容易识别。但是这种分类不可能绝对地划分医患交际的各个阶段，并且医患之间的交际顺序也不可能永恒不变。

在仔细研究了语料之后，我们发现，重述作为一种高度结构化的现象，通常出现在医患交际的两个阶段，即陈述病情阶段和治疗阶段。

三、"重述"的功能

在前几节中，我们通过研究发现，"信息发出者"和"信息接收者"都可以做重述。就机构身份而言，代表着医院的医生和无任何机构身份的患者都可以做重述。就出现的位置而言，陈述病情和治疗阶段都可能出现重述现象。

我们在研究重述的功能时，首先从代表着医疗机构的医生说起，因为在我们的语料中医生所做的重述要远远多于患者。在陈述病情阶段，医生总是作为"信息接收者"对患者所发出的信息进行重述。在重述时，医生对患者的陈述提出"可能的解读"。之后，患者会对医生的解读进行反馈，即表示认可或否定，所以在经过一个或几个"重述—反馈"相邻对之后，医生就了解了患者的病情。

在治疗阶段，医生总是作为信息发出者来重述。在这一阶段医生必须告诉患者诊断结果和治疗方案。但是，由于医生所采用的专业术语可能令患者难以理解，就需要医生用易于患者理解的话语来重述自己的陈述。所以，治疗阶段医生的重述起到了便于患者理解诊断结果和治疗方案的作用。

无论是在陈述病情阶段还是治疗阶段，患者都是作为"信息接收者"做重述。当患者不太了解医生话语的含义时，他就会通过重述医生所发出的信息来检验自己的理解是否正确。所以，患者的重述总是起到检验理解是否正确的作用。

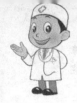
参 考 文 献

[1] 洪群飞.礼貌视角下关于医患会话打断、否定以及重复的研究[D].华中师范大学，2016.

[2] 冯小玮.批评语言学视角下的医患、护患会话对比研究[J].南京医科大学学报（社会科学版），2016（01）:51-54.

[3] 崔婉星，王茜，卢治亮.医患会话中的叙事——聆听患者的故事[J].医学与哲学（B），2016（01）:82-85.

[4] 冯小玮.批评语言学视角下的医患会话研究综观[J].医学与哲学（A），2016（01）:53-55.

[5] 刘维静.语用学视角下医患会话模糊性语言现象分析[J].琼州学院学报，2015（06）:71-77.

[6] 冯小玮.医患会话的批评语言学分析[J].中国医学伦理学，2015（05）:719-721.

[7] 吴敏.医患会话中的打断现象研究[D].黑龙江大学，2015.

[8] 冀新艳.从会话分析的角度研究医患交际中的问与答[D].山西财经大学，2015.

[9] 杨水晶.医患会话中汉语情态附加语的人际意义研究[D].西南大学，2015.

[10] 张丽.中国一乡镇诊所的医患会话之及物性分析[D].西南大学，2015.

[11] 卫宏燕.合作原则指导下的医患门诊会话研究[D].华北电力大学，2015.

[12] 谭晓风.中医门诊医患会话中批评话语分析的研究[J].中国医学伦理学，2015（01）:8-12.

[13] 鞠辉.基于话语分析的有效医患会话模式研究[J].长春教育学院学报，2015（02）:42-43.

[14] 杨辰枝子，傅榕赓.中医门诊医患会话中的沟通障碍点与策略研究[J].武汉理工大学学报（社会科学版），2014（05）:933-938.

[15] 梁海英.医患会话中医生的多重身份建构[J].外文研究，2014（03）:24-31，105.

[16] 高迎.汉语医患会话中同一话轮内自我修正的语用学研究[D].山东大学，2014.

[17] 牛利.医患门诊会话结构研究[D].华中师范大学，2014.

[18] 陈冉.戈夫曼互动理论视角下的医患会话研究[D].西南大学，2014.

[19] 武宜金.门诊医患会话打断的语用功能研究[J].湖南工业大学学报（社会科学版），2013（06）:135-140.

[20] 肖昀.医患会话中重复现象研究[D].江西师范大学，2013.

[21] 温玉娟.医患会话中作为语用策略的模糊限制语[D].太原理工大学，2013.

[22] 李惠平.儿科医患会话研究[D].吉林大学，2013.

[23] 胡广芹，张启明，王义国.规范中医问诊症状医患会话用语在临床评价中的价值管窥[J].世界中西医结合杂志，2013（01）:76-78，93.

[24] 张蕾，姚雪丽，张强.医患会话合作原则研究[J].赤峰学院学报（自然科学版），2012（23）:130-131.

[25] 王茜，隆娟，崔婉星.关于我国医患会话研究的思考[J].医学与哲学（A），2012（10）:14-17.

[26] 高文艳.医患会话中权势关系之话语分析[J].南昌教育学院学报，2012（07）:169-170.

[27] 刘丽.医患交际会话的叙事学分析[D].齐齐哈尔大学，2012.

[28] 李慧祯.言语行为视野下医患会话权势不对等关系研究[D].大连理工大学，2011.

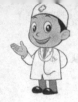

[29] 袁继红.医患门诊会话中礼貌的语用研究[D].西南大学，2011.

[30] 朱媛媛.医患会话中医生提问的人际功能研究[D].西南大学，2011.